Estrés de Alta Tensión

Contaminación electromagnética

- Biblioteca ConCiencia -

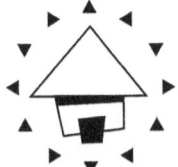

Estrés de Alta Tensión

Contaminación electromagnética

Carlos M. Requejo

toExcel
New York   San Jose   Lincoln   Shanghai

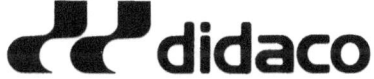

Estrés de Alta Tensión
Contaminación Electromagnética

Published by toExcel, an imprint of iUniverse.com, Inc.
By arrangement with Didaco S.A.

For information address:
iUniverse.com, Inc.
620 North 48th Street
Suite 201
Lincoln, NE 68504-3467
www.iUniverse.com

ISBN: 1-58348-405-1

Printed in the United States of America

Dedicatoria
A Bibi.
Hermoso ejemplo de persona
hipersensible, maravillosa
y única.

Agradecimientos
Este libro no podría haberse realizado,
sin la inestimable ayuda de tantas personas
que me animaron a continuar adelante,
especialmente Silvia Beltrán y Mario Fernández,
cuando trabajar en Geobiología era
una aventura casi esotérica y
sin ningún futuro académico ni profesional.
Agradecimiento muy particular a mi editora Lin Balagué,
que creyó en mi proyecto y arriesgó siguiendo su instinto.
Y finalmente gracias a Carlota Huidobro,
Mariano Bueno, Raúl de la Rosa y
a tantos otros amigos de GEA,
que me han enseñado mucho
de lo que sé de energías y magnetismo y
han colaborado para hacer realidad este libro.

■ Índice

■ Prólogo

Creemos que nuestras casas son lugares seguros, sitios donde estamos a salvo de las agresiones de las inclemencias y riesgos del medio exterior. Pero lamentablemente en la actualidad esto no es así; por una parte no nos protegen de muchas agresiones que proceden de muros para afuera y por otra el enemigo está dentro, son casas que nos enferman.

Cuando hace años comencé a preocuparme y a investigar sobre los efectos del medio ambiente alterado, no podía imaginarme su gran repercusión sobre muchas de las enfermedades de la sociedad contemporánea. Ni siquiera sospechaba que entraba en un combate contra las tenazas del actual sistema, jalonado por constantes conflictos y silencios alrededor de estos polémicos temas que impiden su tratamiento en libertad.

Agroquímicos, aditivos, manipulación genética, materiales tóxicos, radiaciones, forman parte del mundo en que vivimos gracias a una sociedad permisiva, adormecida por los falsos mitos del progreso. Sin embargo, aún estamos a tiempo de ejercer nuestra responsabilidad individual decidiendo cómo queremos alimentarnos, vestirnos, dónde vivir y qué comprar. Gracias a nuestra libertad de decisión, y con una información no manipulada, tenemos la opción de cambiar la actual inercia consumista, de alto riesgo para el medio ambiente y la salud.

Cada vez más médicos se percatan de que la causa de muchas enfermedades radica en un medio ambiente alterado y de que sus tratamientos no son todo lo efectivos que pudieran debido a la presencia en el hogar, escuela o trabajo, de campos electromagnéticos u otros elementos alterantes de la radiación ambiental.

Asimismo, desde hace años, la preocupación por la repercusión en la salud del medio ambiente alterado, comienza a extenderse entre la población, especialmente entre los que se consideran afectados. Catalogados como hipocondríacos o aquejados de trastornos psíquicos, han paseado sus males de médico en médico, de terapia en terapia, sin encontrar respuesta a sus quejas. Otros con enfermedades más avanzadas han tenido que convivir con su problema, ante la falta de respuesta de los supuestos servicios sanitarios.

La electricidad y los avances tecnológicos, símbolos del mundo moderno, han de considerarse un bien para la humanidad, pero hay que procurar que no atenten contra los que deberían disfrutar de sus bondades.

Los resultados de los estudios independientes coinciden con los trabajos de laboratorio relacionando causa y efecto; siendo la causa la exposición a campos electromagnéticos (líneas de alta tensión, transformadores, telefonía móvil, etc.), y el efecto, determinados síntomas como trastornos en el sueño, alergias, fatiga crónica y enfermedades como el cáncer y la leucemia, especialmente en niños, pues son más susceptibles de padecer estos graves trastornos debido a su especial sensibilidad, al estar en fase de crecimiento y rápida división celular.

Este libro, *Estrés de Alta Tensión,* viene a sumarse, oportunamente, a otros trabajos que anteriormente denunciaban esta problemática. Carlos Requejo, su autor, consigue plasmar con claridad y sobriedad, empleando un lenguaje sencillo y al alcance de todos los públicos, la verdadera dimensión de los campos electromagnéticos. Así vemos los distintos riesgos generados por la ignorancia de un progreso que avanza de espaldas al verdadero bienestar social, abanderado del cuidado del medio ambiente y de la salud.

Hora es de la prevención y las soluciones contra la contaminación electromagnética, y contra otros problemas medioambientales, muchos de los cuales se abordan en este libro que, a buen seguro, colaborará de forma activa a que ello se logre y así –esperemos– dentro de un tiempo sólo sean un mal recuerdo de algo que nunca debió de suceder en un mundo solidario.

Quizás el paso más importante que podamos dar sea reconocer que, por grandes que sean los avances que logremos, siempre desconocemos más. Todos estos problemas vienen de la mano de esta ignorancia y si, en este caso, hemos hecho de dioses jugando a los dados, ahora vamos perdiendo la partida. Las distintas administraciones deberían impedir que nuevos productos y elementos susceptibles de generar riesgos en la salud pudieran comercializarse impunemente hasta que años después se demuestra su nocividad y son apartados del mercado –cuando lo son– después de una larga secuela de enfermos, muertos e impacto ambiental. Tiempo hay –no mucho– de levantarnos y abandonar la partida, siendo responsables con nuestras actitudes y decisiones, impidiendo que nuevos riesgos se sumen a los actuales, tratando de reducir eficazmente los ya existentes lo antes posible.

Así, el aumento de tecnologías que producen radiaciones son un riesgo creciente en la actualidad y una hipoteca para nuestra salud en el futuro e incluso para las próximas generaciones por sus efectos mutágenos.

Este libro es un instrumento en favor de la salud, y en él muchos enfermos y afectados sabrán reconocer la causa de sus trastornos, oculta por intereses económicos, presiones corporativas, privilegios científicos y sociales y la ineficacia administrativa. Es un paso más hacia una meta ideal: vivir en hogares sanos y ecológicos.

Raúl de la Rosa
Vicepresidente de GEA. Asociación de Estudios Geobiológicos.
Investigador y escritor.

■ Estrés de Alta Tensión

Felices sueños

Si le es difícil conciliar el sueño, duerme intranquilo y super-ficialmente, y le cuesta infinito librarse de las sábanas cada mañana, despertando cansado y embotado mentalmente cuando no hay ninguna causa clínica que lo justifique, es muy probable que esté sufriendo alguna clase de estrés electromagnético, una agresión energética a causa del *electrosmog**.

Por el contrario, si cada noche duerme profundamente, relajado como un niño, y cada mañana se levanta antes de que suene el despertador, fresco, despierto, alegre y con muchas ganas de actividad, podemos asegurar que su dormitorio no está afectado por la contaminación electromagnética.

* ver glosario

Figura 1
Debemos alejar cualquier aparato eléctrico de nuestra cabecera.

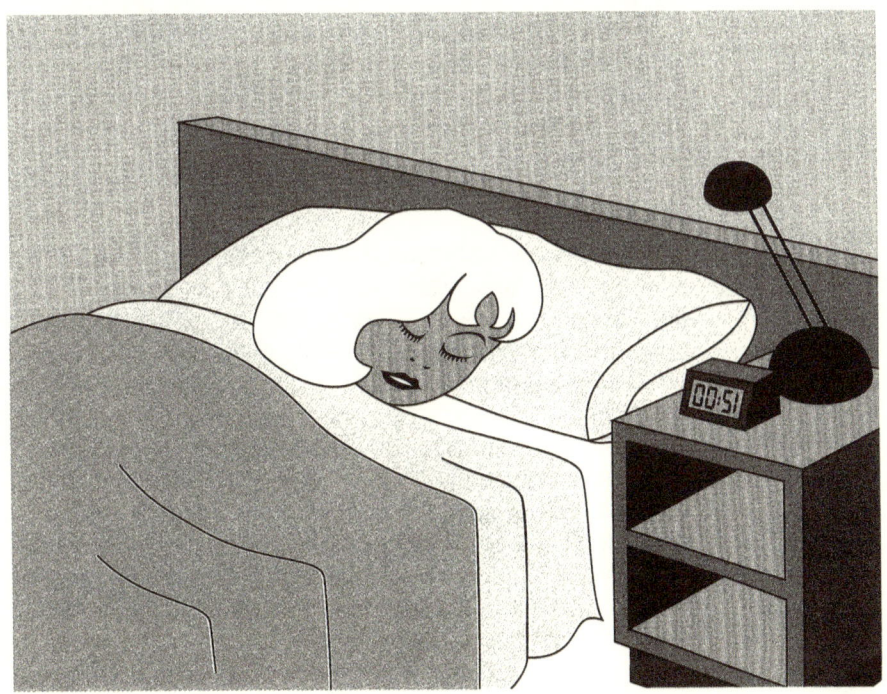

La presencia de un moderno radiorreloj cerca de su almohada, uno de esos artilugios electrónicos con enormes dígitos luminiscentes que, con precisión de cronómetro, nos despiertan cada mañana con una bonita melodía, puede ser la causa necesaria y suficiente para tener mal sueño, incluso pesadillas.

El campo electromagnético generado por el radiorreloj, sobre todo cuando se encuentra apenas a un palmo de nuestro cerebro, interacciona con nuestras sensibles neuronas, puede alterarnos los biorritmos, modificar los ciclos naturales del sueño fisiológico, e impedir entrar en el sueño profundo, ese dormir como un tronco tan necesario para la salud óptima y la recarga energética nocturna.

Si pertenecemos a ese colectivo de personas muy sensibles, estamos más indefensos pues no existe apenas normativa ni legislación que regule los límites de emisión de las radiaciones electromagnéticas.

Como medida básica de higiene ambiental, cualquier fuente de radiación eléctrica o magnética (radiorreloj, equipo HiFi, televisor) debe ser eliminada del entorno de la cama, alejándola al menos un metro y medio de la cabecera, especialmente en el caso de personas hipersensibles, antes de que se configure un complejo cuadro sintomatológico, causado por el estrés electromagnético, para el cual nuestro médico no encuentra causa objetiva.

Además corremos el riesgo de que nos acusen de histeria o de ser hipocondríacos, simplemente porque los demás no captan con la misma intensidad que nosotros el efecto nocivo de esa contaminación invisible y omnipresente.

Electrosmog

El concepto de *electrosmog,* acuñado en Alemania, define un nuevo tipo de contaminación invisible, la contaminación por radiaciones electromagnéticas, un factor ambiental que rompe el equilibrio bioeléctrico natural de nuestras células. Estas ondas nocivas, muchas de ellas causadas por la moderna tecnología, se encuentran en el hábitat bajo múltiples formas, y afectan a la salud de los seres vivos.

Este libro resume muchos años de investigación ambiental en hogares, oficinas y negocios con problemas de contaminación electromagnética.

Intentaremos analizar la incidencia que esta contaminación energética tiene sobre la vida y la salud de los seres humanos, pues estamos constantemente sometidos a interacciones vibratorias diversas como electricidad, magnetismo, ionización*, radiaciones terrestres, además de la radiación cósmica*.

Si adoptamos una visión ecológica, el equilibrio y la

salud óptima surgen cuando nos encontramos en armonía con el medio. La presente obra pretende considerar los factores microambientales* que definen nuestro medio energético y vibratorio, y definir nuevos criterios, más sensibles y exigentes, para determinar la calidad ambiental en nuestra propia casa.

En el ámbito de la salud pública preocupa cada vez más el incremento del gasto sanitario, por la aparición de problemas como el Síndrome del Edificio Enfermo, y otras patologías que llamamos enfermedades de la civilización y que tienen una incidencia creciente en los países más desarrollados.

Estrés de alta tensión

Hoy día es causa de gran alarma social la presencia de líneas de alta tensión en nuestro hábitat, a las que se culpa de incidir negativamente en la salud humana, ya que son causa de estrés electromagnético y de alteraciones biológicas. A partir del Informe Karolinska, un profundo estudio sobre casi medio millón de personas que residían a menos de trescientos metros de una línea de alta tensión, se establece la relación causa-efecto, encontrando una gran incidencia de leucemia infantil y cáncer, especialmente cerebral.

Figura 2
La alta tensión nos amenaza.

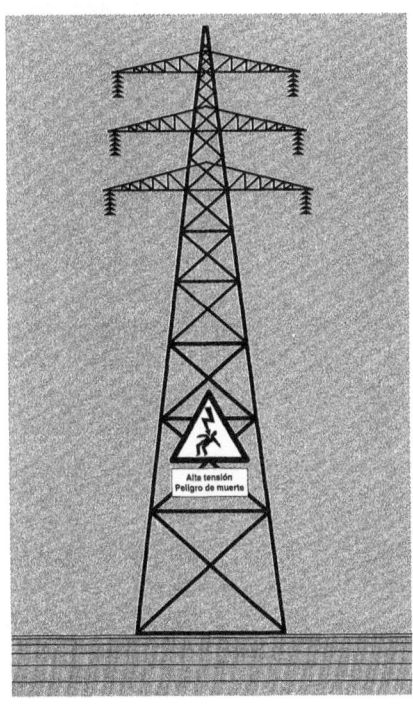

Al igual que sucede con la eterna controversia tabaco/cáncer, multitud de estudios científicos, rigurosos e independientes, apuntan hacia la contaminación electromagnética, el *electrosmog,* como nuevo factor de riesgo, productor de estrés electromagnético y posible causa desencadenante de este negativo panorama de la salud.

Pero los científicos ortodoxos necesitan más pruebas y serán precisos largos y costosos estudios epidemiológicos para que las normativas legales de protección electromagnética consideren en profundidad los efectos biológicos y se adecuen a la realidad tecnológica.

Con más de cua-
renta estudios
científicos conclu-
yentes, es ya evi-
dente la relación
causa-efecto
que liga el
electrosmog con
multitud de daños
biológicos.

Ya no podemos negar que estas radiaciones tienen una profunda influencia en los niveles biológicos. Tengamos en cuenta, por ejemplo, los múltiples usos médicos (fisiotera- pia, electromedicina, rehabilitación, etc.) de los campos eléctricos y magnéticos, que ponen en evidencia la efica- cia de las interacciones bioelectromagnéticas.

Y tampoco vamos a caer en el maximalismo de acusar a las radiaciones de todos los males, pues no podemos vivir sin las radiaciones naturales, como la electricidad, el magnetismo o la radiactividad. Estas forman parte natural de todo proceso biológico, es más, las radiaciones son el soporte energético de la vida. Personas, animales y plan- tas reciben a través de códigos vibratorios electromagnéti- cos una serie de estímulos bioenergéticos*, vitales mensa- jes naturales que determinan su armonización con el entor- no y su equilibrio biológico.

Radiaciones naturales

No todo es contaminación. En cualquier parte de nuestro planeta Tierra existe radiactividad natural del subsuelo, se detecta electromagnetismo atmosférico y recibimos radia- ciones solares y del espacio profundo. Los seres vivos necesitamos el influjo benéfico de las radiaciones naturales y su privación completa desencadena desequilibrios orgá- nicos y energéticos en el ser humano, como ya fue ob- servado en los años sesenta por la NASA.

A pesar del extraordinario nivel de las condiciones físi- cas y mentales de los astronautas, cuando estos supera- ban en órbita el nivel de la ionoesfera su salud empeoraba rápidamente. La causa era la carencia del campo electro- magnético natural, la información bioarmónica* que gene- ra nuestra atmósfera, ausente en las extremas condiciones del espacio orbital.

Un fenómeno parecido afectaba igualmente a las selec- tas tripulaciones de los submarinos atómicos de la U.S. Navy, capaces de singladuras de seis meses en inmersión. Dentro del enorme cascarón de acero, la privación de la información geomagnética procedente del planeta era total, con lo que el derrumbe vital de los tripulantes alcan- zaba cotas peligrosas, y la necesidad de emerger y revita- lizar electromagnéticamente la atmósfera del submarino se oponía a las instrucciones secretas de la misión.

Utilizando la nueva tecnología de neutralización electromagnética del Dr. Ludwig, la NASA instaló generadores de campos bioarmónicos en las naves espaciales, restableciendo el equilibrio vibratorio del ambiente terrestre y recuperando así la salud óptima de los astronautas.

Incluso el equilibrio electroquímico de los intercambios moleculares, a nivel celular, es un delicado proceso de interacción iónica donde muy débiles potenciales electromagnéticos, del orden de algunas milmillonésimas de gauss, transportan la bioinformación* que autorregula nuestro metabolismo, como veremos in extenso en el capítulo 2.

El desequilibrio electrobiológico en la célula y, por tanto, la tendencia a la enfermedad surgen al introducir informa-

El fenómeno electromagnético forma parte de todos los procesos biológicos ; los músculos se activan mediante descargas eléctricas, y se puede registrar la sutil actividad eléctrica cerebral y cardíaca.

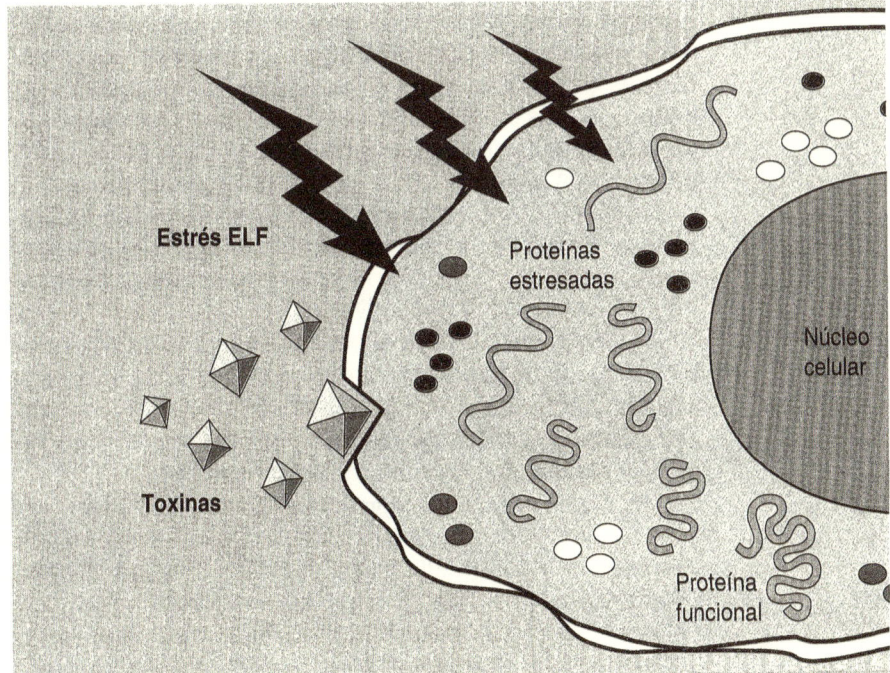

Estrés ELF

Toxinas

Proteínas estresadas

Núcleo celular

Proteína funcional

ción, energías o substancias extrañas en nuestro medio, o también cuando la dosis recibida se hace excesiva o muy escasa.

Los seres humanos, aún en plena "Edad del Fuego", quemamos diariamente millones de toneladas de combustibles fósiles, que alteran las condiciones de equilibrio

Figura 3
Los factores ambientales producen estrés celular.

naturales del planeta, con una enorme emisión de energía artificial que supera en un solo año los 10.000 millones de Kw. Ello es debido al uso masivo de tecnologías muy contaminantes, por ser muy ineficientes energéticamente, promovidas por poderosos intereses económicos.

El objeto de este libro será, por tanto, identificar las posibles causas de contaminación electromagnética presentes en nuestro hábitat, y describir, con lenguaje sencillo, las medidas correctoras que un ciudadano consciente puede tomar para minimizar el impacto del *electrosmog* sobre la salud humana.

Contaminación invisible

Todo es vibración, todo es energía; como dijo Einstein, estamos sumergidos en un océano de vibraciones invisibles, el planeta entero gravita en un universo vibratorio. Gracias a la astronomía y a las sondas interplanetarias se conoce la presión del viento solar y la influencia magnética y gravitatoria lunar, pero también percibimos el bombardeo de los rayos cósmicos procedentes del espacio profundo.

El planeta Tierra está vivo, también es un cuerpo radiante que emite en un amplio espectro electromagnético, desde las ondas largas de la radio y el infrarrojo, hasta la banda gamma de la radiactividad.

Al ser hoy un astro frío, el planeta Tierra no radia luz visible, pero cada habitante del planeta, humano, animal o vegetal, capta día y noche una amplia gama de radiaciones cósmicas y telúricas*, que en algunos lugares singulares del planeta son muy intensas y penetrantes.

Genéticamente, tras miles de años de evolución, los seres humanos nos hemos adaptado a la radiación natural del planeta y todos, en mayor o menor medida, hemos desarrollado la percepción sensitiva, un sexto sentido, una natural habilidad radiestésica* para encontrar el buen sitio, como cualquier cromagnon primitivo, pastor nómada o tuareg*, y evitar los lugares malditos, que son puntos altamente geopatógenos*.

Hoy construimos y vivimos en cualquier lugar sin percibir si es o no saludable.

La actividad tecnológica humana, especialmente desde los años sesenta, ha alterado este panorama natural, generando una gran contaminación por campos electromagnéticos artificiales por la generalización de múltiples aparatos eléctricos, los omnipresentes electrodomésticos.

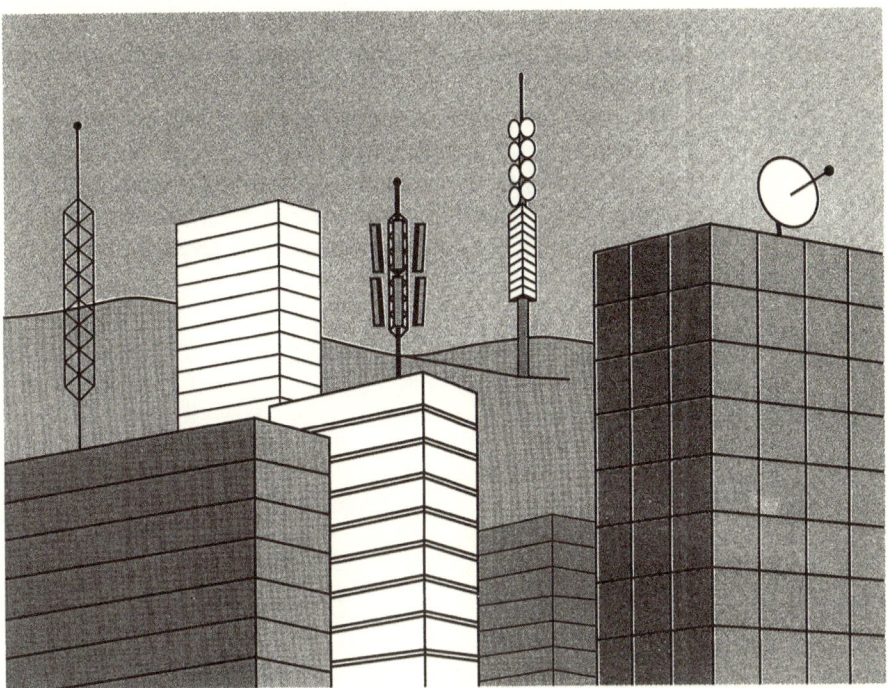

Primero fue la radio, la lavadora, la batidora, el frigorífi-co, la cocina, el horno, la afeitadora, el secador de pelo; muy pronto la calefacción y el aire acondicionado, luego grabadoras y equipos de sonido, walkman, etc., y particu-larmente el televisor, al que solemos culpar de todos los males, aunque hoy el protagonismo lo tiene la presencia del ordenador en el hogar.

Figura 4
Las antenas de telecomunica-ciones invaden la ciudad.

Este exceso de radiación artificial, que satura nuestra percepción y embota nuestros sentidos, nos hace perder aquella sensibilidad natural, ese "olfato" para captar las radiaciones.

El espacio radioeléctrico, que había sido durante mile-nios un área de uso exclusivo de los dioses, un ámbito secreto reservado a la música de las esferas, de pronto fue invadido por las telecomunicaciones civiles y militares, por las ondas de radio y televisión, y luego por los radioastró-nomos que escuchan el latido de las estrellas.

Pero a partir de la proliferación de radiotaxis, radio-aficionados, radiocontrol, buscapersonas, etc. y más re-cientemente con la explosión de la telefonía móvil, el

21

espacio de las ondas está totalmente lleno de "ruido electrónico" que afecta, en primer lugar, a nuestro equilibrio neurológico.

Nuestro cielo está altamente contaminado por múltiples frecuencias, aumentando millones de veces la radiación natural, generando pulsos electromagnéticos que se superponen e interfieren con los mecanismos reguladores de los sistemas orgánicos, alterando el proceso armónico de la vida.

Esta obra trata de introducirnos en las bases de la Geobiología, nos acerca de manera fácil y amena al mundo del Bioelectromagnetismo, considerando los efectos biológicos de la contaminación electromagnética, su influencia en la salud y sus costos sociales.

El libro dedica un espacio a considerar los conceptos básicos de la Física, recordando los fundamentos de la electricidad y el magnetismo, ya un tanto olvidados, y se realiza un recorrido por el espectro electromagnético, estudiando las radiaciones de alta y baja frecuencia.

La última parte contempla las técnicas que utiliza el geobiólogo para el diagnóstico del hábitat y plantea los medios para mejorar el entorno, eliminar el estrés electromagnético y lograr la calidad ambiental en nuestra propia casa.

■ Salud y Electromagnetismo
Influencia de los campos
electromagnéticos en la salud humana

1. Entorno y salud óptima

Salud óptima

La NASA, a partir de las investigaciones en biofísica sobre la salud de los astronautas, establece en los años sesenta el nuevo concepto de "salud óptima". La salud óptima se define como la interacción armónica de un conjunto de factores internos y externos, que determinan el nivel de rendimiento psicofísico de la persona, en un entorno de alto riesgo tan exigente como el espacio orbital.

De un lado tenemos todos los aspectos internos o personales, sean físicos, mentales, emocionales y comportamentales. Del otro lado, los aspectos externos, valorando todos los factores nutricionales, ecológicos y microambientales, contemplando así todos los *inputs* que recibe el ser humano durante las 24 horas del día.

La integración y asimilación que cada persona realiza a nivel energético, celular, psíquico y mental de toda la información, energía y substancias que recibe del entorno, o sea la calidad ambiental, son determinantes para un correcto funcionamiento integral en el nivel óptimo de rendimiento.

La salud está condicionada por las relaciones sociales, familiares y de pareja, y depende también en gran medida del trabajo corporal y del ejercicio deportivo, pues la pasividad y la pereza disminuyen el nivel energético y vital.

Hoy, las ciencias de la salud sitúan como primer factor de salud pública el estilo de vida, seguido de la influencia positiva o negativa del medio ambiente, la calidad ambiental, relegando a una posición más secundaria la influencia genética. Y en último lugar se sitúa al sistema sanitario

La salud depende de la herencia genética, pero depende mucho más de lo que se sabe, de lo que se cree, de lo que se siente. Consideremos la importancia del efecto placebo*, y del poder de la autosugestión y del pensamiento positivo y optimista.

como el factor de salud menos importante. Por ello, las inversiones más rentables en medicina preventiva deben atender, sobre todo, al cuidado de los factores microambientales de nuestro entorno, que se han revelado transcendentales para nuestro equilibrio vital, y a la educación como ciudadanos, usuarios y consumidores.

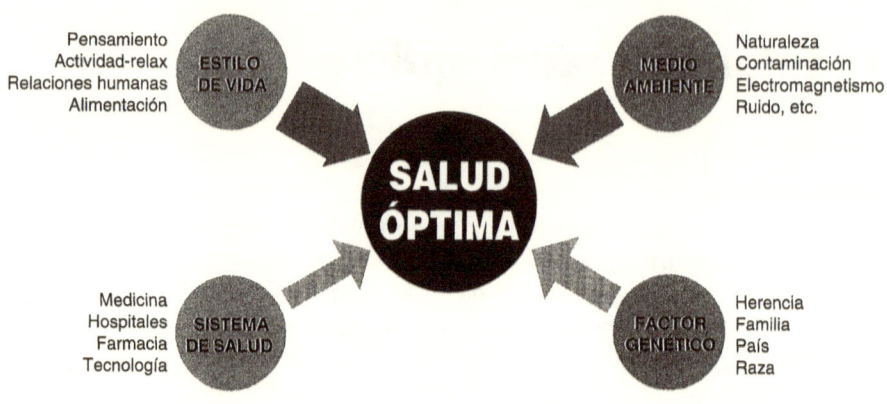

Figura 5
Importancia relativa de los factores de salud.

La salud óptima es imposible sin una correcta alimentación, con alimentos biológicos, vivos y equilibrados, y requiere una permanente actividad física, en contacto con la naturaleza virgen, con la madre Tierra, en un ambiente sano y natural donde las influencias vibracionales y energéticas contribuyan a armonizar nuestros biorritmos personales.

Este nuevo criterio de salud óptima, mucho más exigente que el viejo concepto de salud como la simple ausencia de enfermedad, es aplicable a toda persona que busque la salud plena y el máximo rendimiento físico, emocional y mental.

El concepto de salud óptima refuerza el valor del capital humano en las empresas exigentes, donde una buena calidad ambiental es un paso más en busca de la excelencia.

Un ambiente libre de contaminación es especialmente útil para ejecutivos, creativos, deportistas de elite, pilotos y profesionales de alto riesgo.

Hábitat enfermo

Nuestra experiencia pone de relieve la enorme responsabilidad del arquitecto en el diseño del entorno urbano, pues las influencias energéticas del hábitat afectan, a veces muy gravemente, a las personas en las viviendas, oficinas y locales de negocios. El complejo equilibrio ecológico de los factores microambientales que definen nuestro entorno natural ha sido muy alterado por la construcción especulativa y la tecnología agresiva que nos rodean.

Hoy día vivimos una gran preocupación por la agresión ambiental de las líneas de alta tensión, y nos preocupa la proximidad de esas grandes torres de acero cerca de nuestra casa. Con frecuencia el problema está muy cerca de nosotros, dentro de nuestras propias casas, donde el *electrosmog,* procedente de la propia red eléctrica doméstica, produce una gran contaminación electromagnética.

El estrés electromagnético nos agrede, como veremos a continuación, produciendo insomnio y agresividad, modificando nuestro comportamiento, afecta nuestro equilibrio biológico a nivel celular, altera la capacidad de defensa del sistema inmunológico y a largo plazo incluso puede afectar a nuestro potencial genético.

El autor ha identificado, en sus investigaciones en Francia y España, múltiples casos de hábitats muy patógenos, auténticas casas cáncer, pudiendo en muchos casos corregir la influencia nociva de la contaminación electromagnética, e invertir el curso de la enfermedad.

Por primera vez en España ha sido admitida a trámite, por un juzgado de Murcia, la denuncia de un matrimonio contra la empresa Iberdrola por contaminación electromagnética. El peritaje realizado, ante notario, por el vicepresidente de GEA, Raúl de la Rosa, demuestra la existencia de intensos campos electromagnéticos, con intensidades de más de 4.000 nanoTeslas a nivel del suelo, a causa de un transformador eléctrico de alta tensión situado en los bajos de su casa.

Durante diez años esta situación les ha producido graves problemas de salud, obligándoles a abandonar la vivienda. El padre padecía ataques agudos de "alergia electromagnética", que incluso le llevaron al coma, además sufría de pesadillas; la madre sufría insomnio y mareos y ambos padecían depresión, ansiedad y estrés. Los niños

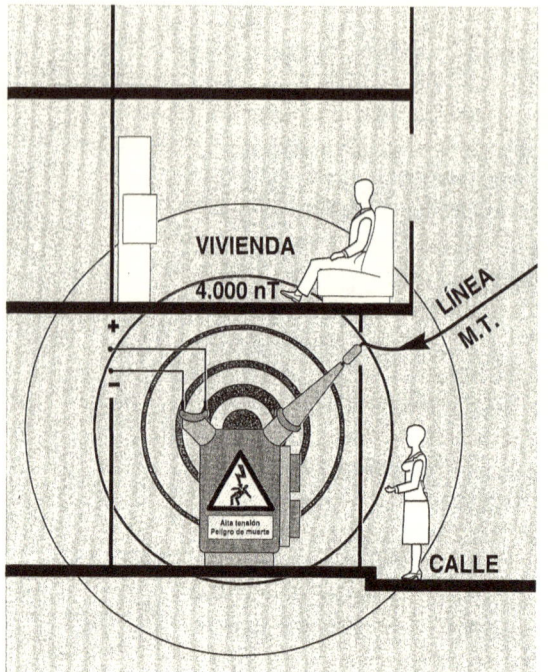

Figura 6
El campo
electromagnético
del transformador
invade la casa.

sufrían frecuentemente de neumonía, bronquitis, otitis y trastornos respiratorios. Ante esta intolerable invasión del domicilio, el autor del estudio aconsejó el traslado a una nueva vivienda y todas estas patologías de la familia desaparecieron en pocos meses. El abogado exige a la compañía la retirada del transformador y que indemnice a la familia por los graves daños causados.

Raúl de la Rosa ha diagnosticado múltiples situaciones similares en Madrid, Alicante y Valencia detectando casos de hipersensibilidad a los campos electromagnéticos, con graves problemas neurológicos, depresión, intento de suicidio y otros graves trastornos de salud. Todas estas patologías desaparecen en pocas semanas con un traslado de domicilio o mediante la adecuada protección electromagnética.

Esta alarma social ante los peligros de la red eléctrica ha sido noticia, en todos los medios de comunicación, por la oposición popular y de los ecologistas al trazado de la línea de alta tensión, en Tarifa, a través del estrecho de Gibraltar. Y una situación similar está ocurriendo con la propuesta de una línea de alta tensión a través del Pirineo.

Esta preocupación ha suscitado frecuentes investigaciones, especialmente en Cataluña, a cargo del autor y otros expertos de GEA. Se están realizando mediciones para determinar la intensidad de los campos electromagnéticos producidos por tendidos de ferrocarriles, transformadores o por la red de alta tensión que afectan a barriadas enteras en Tarragona, Salou, Can Trias, Torreguitart, Valldoreix o Barcelona, y evaluar el modo en que inciden en la salud humana.

2. Bioelectromagnetismo

Una nueva visión de la vida

La rígida visión cartesiana de la ciencia clásica se derrumba en todos los ámbitos y el viejo modelo mecánico-químico del cuerpo humano, que considera al ser humano como un complejo mecanismo de relojería, cede ante una nueva visión energético-cuántica* más profunda y sutil, de acuerdo a los avances de la física de partículas.

Hoy día está siendo superada la postura de algunos sectores de la ciencia oficial, que aún defienden que los campos electromagnéticos no tienen efectos sobre la salud, dado que, según esa postura ortodoxa, no poseemos sensores biológicos para percibirlos.

Esta visión, aún aceptada en muchos ámbitos, está cambiando gracias a las recientes investigaciones, en todo el mundo, dentro del campo científico del Bioelectromagnetismo, donde se integran disciplinas hasta ahora muy distantes, como la biología, la física, la ingeniería o la arquitectura. Las investigaciones en estos campos han demostrado que el ser humano, como un organismo biológico complejo, es sensible a los campos eléctricos y magnéticos.

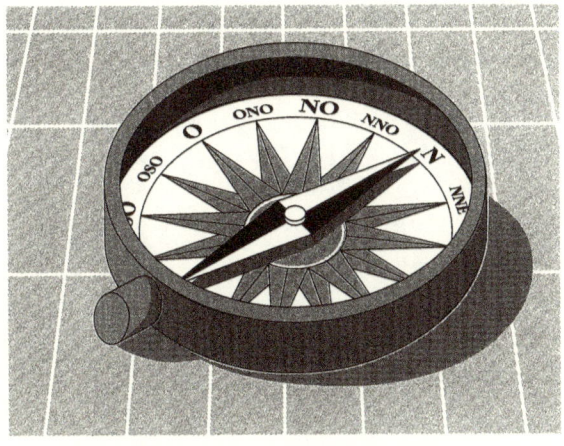

Figura 7
La brújula muestra siempre el norte magnético

Para cualquier antropólogo es evidente que el ser humano posee una notable capacidad de orientación geomagnética, hoy prácticamente perdida por desuso en el ámbito urbano, pero muy presente aún entre los tuareg que navegan sin error a través de cientos de kilómetros de dunas, o entre los navegantes polinésicos capaces de orientarse en el océano abierto sin ayuda de la brújula.

El Dr. Bardasano investiga la relación entre la glándula pineal y los impulsos electromagnéticos.

Las experiencias del Dr. Bardasano Rubio, del Instituto de Bioelectromagnetismo Alonso de Santa Cruz de Madrid, demuestran que los seres humanos también poseen magnetorreceptores, y que son sensibles a los campos magnéticos, al igual que las palomas mensajeras, las termitas o las abejas.

En el Hospital Ramón y Cajal de Madrid, la Dra. Jocelyne Leal investiga las interacciones biológicas del electromagnetismo, y al igual que otros investigadores muestra la existencia de riesgo de aborto para las mujeres embarazadas, cuando permanecen muchas horas frente a un ordenador u otra fuente electromagnética.

De igual modo, está demostrado que nos afecta la electricidad. Incluso las radiaciones de extremadamente baja frecuencia, como las producidas por la corriente eléctrica a 50 Hz, tan usual en nuestro entorno doméstico (microondas, lavadora, aspirador), afectan al equilibrio celular, alterando los intercambios iónicos y reduciendo la eficacia de nuestro sistema inmunitario.

Figura 8
El campo magnético del cerebro refleja el proceso mental.

Fenómenos eléctricos del cuerpo humano

En el organismo son múltiples los fenómenos eléctricos y magnéticos, por lo que no debería resultar extraño para el científico considerar que las radiaciones electromagnéticas afectan al cuerpo humano.

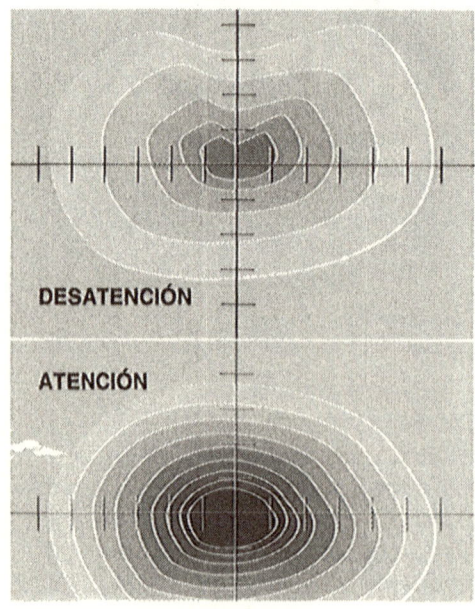

DESATENCIÓN

ATENCIÓN

La actividad cerebral genera campos magnéticos muy débiles, del orden de 10^{-9} Gauss, como se puede observar mediante el magnetómetro* clínico. El magnetoencefalograma refleja las variaciones magnéticas correspondientes al proceso de atención-desatención, y observamos que el campo magnético se concentra e intensifica al fijar la atención en una tarea.

28

El Dr. Graham (Midwest Research Institut, Kansas, Missouri, USA), experimentando con voluntarios sometidos a campos eléctricos y magnéticos pulsantes, observó alteraciones en el ritmo cardíaco y cambios en la actividad cerebral, con pérdida de atención, menor capacidad de reacción y retraso en la toma de decisiones.

El cerebro genera continuamente múltiple información neuronal. A través del cuerpo humano circulan mensajes electronerviosos que coordinan los movimientos musculares, gobiernan toda la actividad glandular y controlan las constantes vitales; por ejemplo, la actividad del músculo cardíaco genera un campo magnético del orden de 5×10^{-7} Gauss.

Desde un punto de vista bioquímico podemos decir que el proceso de la vida es eléctrico, o mejor dicho electroquímico, y que potenciales eléctricos muy pequeños, del orden de milivoltios, gobiernan los intercambios iónicos a través de las membranas celulares.

Hoy se considera a la célula como un sutil circuito electrónico resonante, es decir, capaz de vibrar ante las frecuencias electromagnéticas del medio. El ambiente ionizado por radiaciones favorece la aparición de radicales libres que dañan las membranas celulares, alteran la función metabólica y son capaces de inducir efectos mutágenos.

Afortunadamente las vitaminas, especialmente la A, C y E, tienen un efecto protector frente a las agresiones elec-

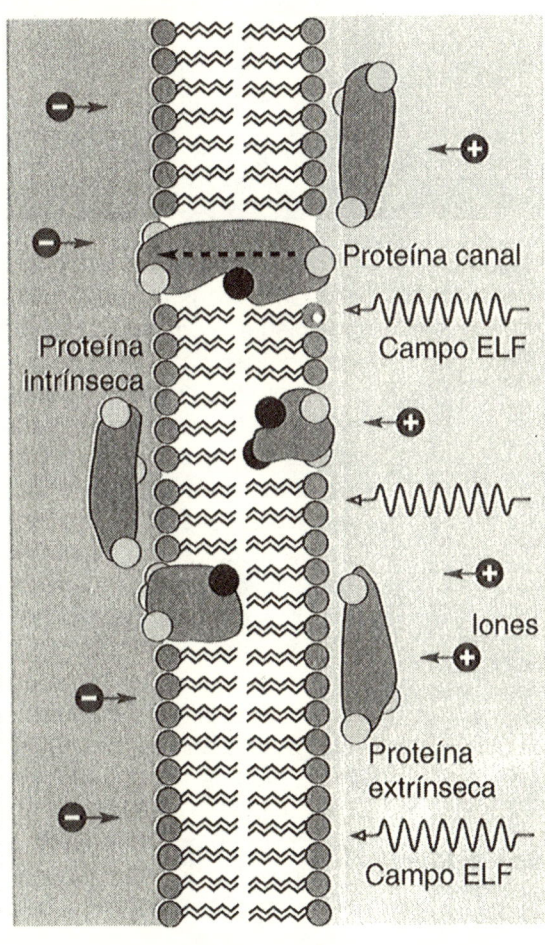

Proteína canal

Campo ELF

Proteína intrínseca

Iones

Proteína extrínseca

Campo ELF

Figura 9
La membrana celular sufre las agresiones del medio alterado.

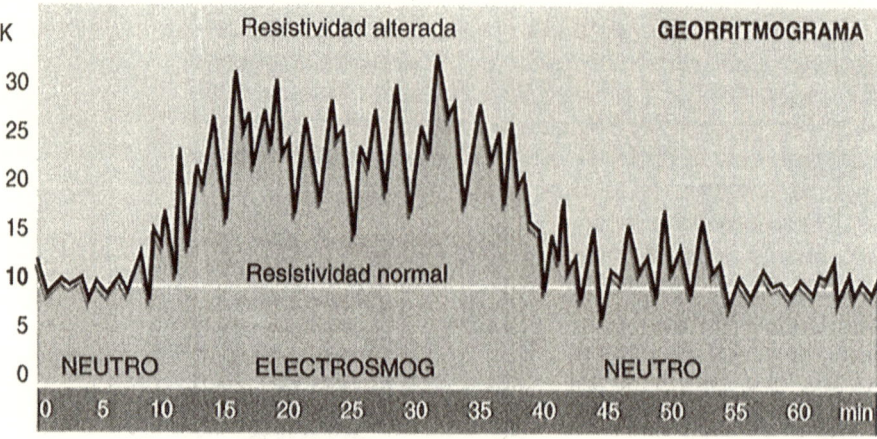

Figura 10
La resistividad de la piel se incrementa con el electrosmog.

La costumbre tan natural de hacer tierra, de pisar o de tumbarse en el suelo, tiene la virtud de reducir la resistencia cutánea y de descargar la tensión eléctrica acumulada por nuestro cuerpo en el ambiente urbano.

tromagnéticas del entorno, actuando como barrera frente a los radicales libres que atacan a las células. Pero para ser realmente efectivas deben provenir de fuentes naturales (alimentos) y no sintéticas.

El cuerpo humano es sensible a los cambios de tensión eléctrica de la atmósfera y estos cambios se pueden medir mediante el georritmograma, que refleja el incremento de la resistencia eléctrica cutánea. Estando descalzos sobre la playa o el césped se observan de 15 a 20 KΩ (kilo-ohmios), pero calzados, con suela de plástico, o sobre un suelo de asfalto, la resistencia del cuerpo aumenta hasta los 100 KΩ, con la consiguiente sobrecarga del sistema orgánico y estrés celular. La resistencia cutánea se incrementa ante cualquier agresión psíquica o energética, por ejemplo sobre un acuífero o diaclasa donde se sabe que existe una fuerte radiación electromagnética. Así, es uno de los factores a medir en el detector de mentiras policial; la resistencia cutánea aumenta ante el estrés, la mentira, el miedo o cualquier emoción negativa.

Consejos de salud natural son relajarse, conectar con la tierra, caminar descalzo o apenas calzado, con cuero o esparto sobre la arena o el césped y dejar fluir libremente hacia el suelo el exceso de electricidad corporal, evitando que se acumule y se incremente la tensión interna.

Biorritmos

Las ondas cerebrales, medidas con el electroencefalograma, son un reflejo de la actividad mental. Tradicional-

mente se dividen en cinco bandas, o biorritmos encefalo-
gráficos, en función de los diferentes modos de actividad
mental.

- **Nivel Gamma** (γ), entre 25 y 60 Hz.

Corresponde al estado de tensión, cuando estamos
excitados. Es el máximo nivel cerebral en que nuestra
mente es menos ecuánime y pierde su eficiencia. A medida que aumenta la frecuencia se manifiestan el estrés, la
agresividad y la violencia.

- **Nivel Beta** (β), entre 14 y 25 Hz.

Corresponde al estado de vigilia, cuando estamos des-
piertos; la frecuencia aumenta en función del ritmo de acti-

Figura 11
Las ondas cere-
brales reflejan el
nivel de actividad
o de relajación.

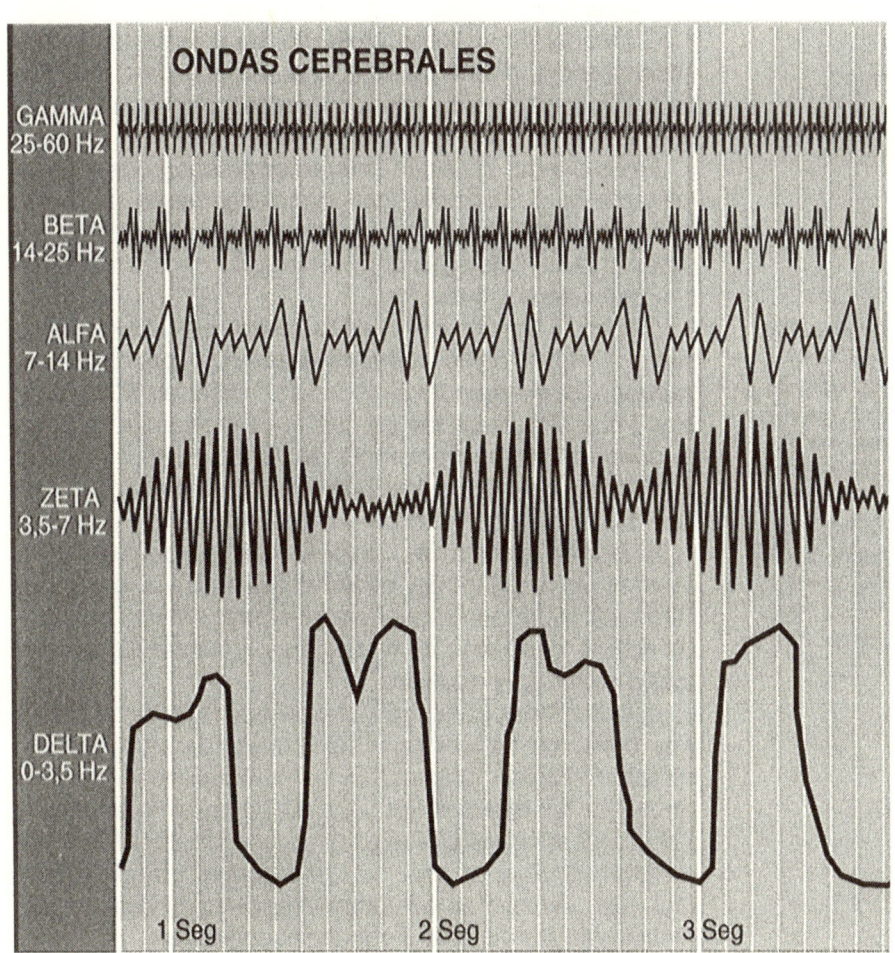

ONDAS CEREBRALES

GAMMA
25-60 Hz

BETA
14-25 Hz

ALFA
7-14 Hz

ZETA
3,5-7 Hz

DELTA
0-3,5 Hz

1 Seg   2 Seg   3 Seg

vidad física y mental. El estrés aparece en las zonas más altas de la banda, por encima de 25 Hz.

- **Nivel Alfa** (α), entre 7 y 14 Hz.

Corresponde al estado de relax, zona umbral previa al sueño profundo. Es el nivel en el que se producen las ensoñaciones, es el área favorable para desarrollar la creatividad, la memoria y el aprendizaje.

- **Nivel Zeta** (θ), entre 3,5 y 7 Hz.

Corresponde a los niveles de la hipnosis clínica, zona donde tiene lugar la actividad psíquica más profunda y la reelaboración de las experiencias diarias Permite el descanso psíquico y mental.

- **Nivel Delta** (δ), entre 0 y 3,5 Hz.

Corresponde al sueño profundo, en un estado de total inconsciencia, donde se obtiene el máximo descanso físico y la completa recuperación energética muscular. Es lo que llamamos dormir como un tronco.

Estas bandas no están enteramente separadas y generalmente se pueden observar simultáneamente los cuatro tipos de ondas. Decimos que estamos en nivel Alfa cuando esta frecuencia es la dominante, y se considera entonces que estamos relajados.

Nuestras ondas cerebrales presentan amplitudes de onda comprendidas entre 4 y 300 microVoltios, lo que nos hace fácilmente susceptibles a la influencia vibratoria de campos muy débiles

Debemos observar que las frecuencias de los ciclos de sueño y vigilia están comprendidas en la banda de las frecuencias extremadamente bajas, llamadas ELF. Estos biorritmos son alterados por las frecuencias externas. La resonancia* con la frecuencia de 50 Hz de la electridad industrial puede inducirlos a vibrar en el límite superior del nivel Beta, incrementando el nivel de estrés y agresividad.

El primer síntoma de contaminación electromagnética es el estrés, seguido del insomnio que aparece como una plaga social, ya que al acelerarse nuestros ritmos cerebrales somos incapaces de relajarnos y alcanzar el nivel del sueño profundo y reparador.

Los biorritmos varían con una periodicidad de 24 horas, y es la alternancia luz-oscuridad la que pone en hora nuestro reloj biológico, gracias a la sensibilidad de la glándula pineal. La luz que penetra a través de la retina es el sincronizador principal que regula la secreción de la hormona melatonina*. Pero se observa que la pineal responde también a las variaciones del campo magnético terrestre y que es alterada por campos magnéticos artificiales.

La glándula pineal o epífisis, situada en el cerebro, respondiendo a los estímulos luminosos controla los niveles de melatonina, hormona encargada del ritmo de sueño-vigilia. La melatonina aumenta durante la noche, a partir de las 22 h aproximadamente y alcanza su pico máximo hacia las 2 de la madrugada (GTM-hora solar). La melatonina influye

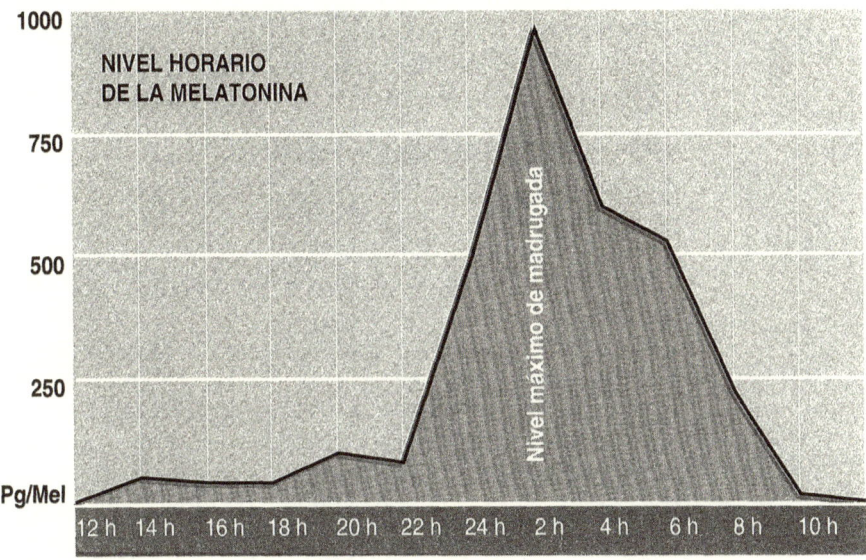

en la actividad endocrina, actúa disminuyendo la secreción de la serotonina, la hormona de la agresividad –que se genera durante las horas de máxima intensidad lumínica–, controla el nivel de estrés y tiene un papel fundamental en el sistema de defensa inmunitario. Campos magnéticos de muy baja intensidad, apenas de 1 microTesla, y de frecuencia doméstica, 50 Hz, así como la presencia de luz durante la noche, inhiben o reducen la producción de melatonina. Su ausencia rompe los biorritmos, establece el insomnio crónico y favorece la proliferación de células cancerígenas, alterando de manera significativa el sistema inmunitario Por ello, el abuso de televisión, sobre todo por la noche en el dormitorio, puede traer como consecuencia la alteración crónica del ritmo de sueño-vigilia.

Somos hijos de la Tierra, y la frecuencia fundamental del campo magnético del planeta, la Onda de Schumann*, de 7,8 Hz, se constituye en un marcapasos biológico Hoy

Figura 12
La melatonina regula el ritmo sueño-vigilia

33

sabemos que muchos de nuestros ritmos biológicos utilizan las ondas de Schumann como patrón de referencia. Casualmente la frecuencia fundamental de la onda de Schumann, de 7,8 ciclos por segundo, coincide con la frecuencia cerebral de la relajación profunda y de la máxima creatividad. Ese plano básico mental, donde la imaginación artística o la creación científica fluyen a su máximo nivel, se sitúa en el límite entre el nivel Alfa y el nivel Zeta de las ondas cerebrales (entre 7 y 8 Hz), como nos enseñan las técnicas clásicas de control mental, como el yoga.

Efectos biológicos de los iones

La sensación agradable de frescor, relax y bienestar que se percibe en el bosque, a la orilla de un arroyo o junto al mar, corresponde sobre todo a la presencia dominante de iones negativos en la atmósfera, los llamados "iones felices". Por el contrario, la sensación de agobio y pesadez que se percibe en los espacios cerrados es causada por la desionización, con predominio de los iones positivos, que llamaremos "iones gruñones", habiendo desaparecido, en esta atmósfera cargada, los relajantes iones negativos. Suelen ser recintos llenos de gente, con aire acondicionado y el ambiente saturado de humo de tabaco, como una discoteca, unos grandes almacenes o el metro.

En estos espacios cerrados y enfermantes, la atmósfera viciada produce una sensación de claustrofobia, que se percibe frecuentemente en grandes almacenes, hipermercados, así como en ciertos edificios públicos como gimnasios, hospitales, hoteles y especialmente en esos modernos inmuebles de oficinas herméticas. Diseñados y construidos según el modelo "todo eléctrico", están saturados de equipos e instalaciones productoras de campos electromagnéticos, supuestamente destinados a hacer la vida más confortable. Son edificios y locales llenos, además, de metales y materiales sintéticos, siempre muy electrostáticos, que producen un ambiente electropositivo, cargado e insano, en contraste con la sensación de frescor del exterior, donde abundan los iones negativos.

Viento de las brujas

Periódicamente el *Föehn*, llamado el viento de las brujas, asola la ciudad de Ginebra y altera la ionización atmosféri-

Varios vientos insanos producen efectos ionizantes en diversas regiones el Mistral en la Costa Azul, la Tramontana en Cataluña, el Sirocco en Italia o el Simún en el Sáhara

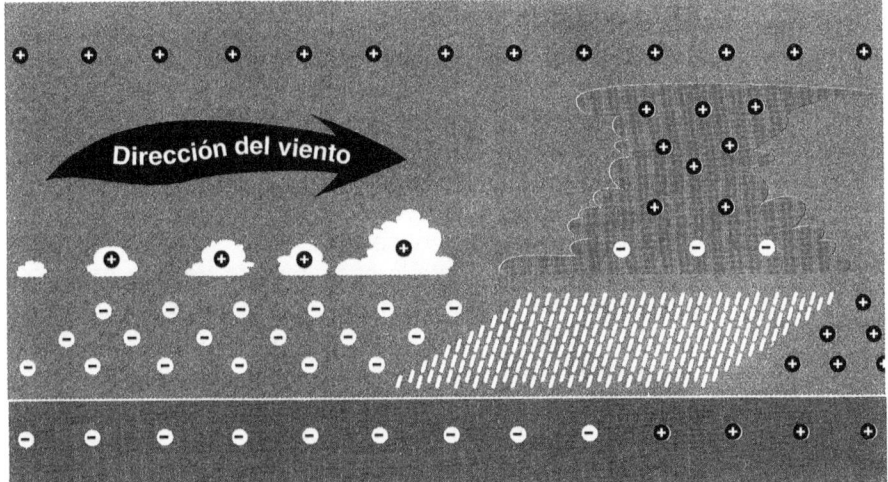

Dirección del viento

Figura 13
La lluvia descar-
ga la atmósfera
y restablece el
equilibrio iónico

ca durante semanas, afectando de manera dramática a sus habitantes; el cuadro es especialmente grave si pertenecemos a ese 25% de gente "sensible al tiempo". Los vientos de las brujas son todos ellos vientos secos, con la particularidad de alterar fuertemente la ionización atmosférica*, hasta el punto de eliminar casi todos los iones, especialmente los negativos.

Muchas personas sensibles tienen que huir de la ciudad mientras dura el viento de las brujas, e instalarse en el campo durante semanas a fin de superar las fuertes crisis alérgicas o asmáticas que sufren; el cuadro sintomático es muy similar en todas las regiones del planeta.

El *Föehn* es un fenómeno similar al efecto que se produce antes de una tormenta, cuando un frente eléctrico de carga positiva se anticipa, a veces varios días, a la borrasca, de modo que ciertas personas más sensibles la detectan con toda certeza, y dicen como el abuelo: "...va a llover, lo siento en mis huesos", y aciertan con la fidelidad de un barómetro.

Esta alta tensión atmosférica elimina los iones negativos. El equilibrio atmosférico será restaurado después del paso del frente y, literalmente, después de la tormenta viene la calma, y tras la lluvia podemos disfrutar de un ambiente plenamente respirable, con el aire limpio, fresco, y relajante, gracias a la abundancia de iones negativos, los iones felices.

35

Desequilibrio iónico

Inicialmente, la exposición a los iones positivos produce euforia, ansiedad, hiperactividad, pero a largo plazo el exceso de cargas eléctricas positivas induce insomnio crónico, depresión crónica, agotamiento psicofísico, dolencias respiratorias, incluso favorece la aparición de actitudes agresivas y violentas.

Por el contrario, un exceso de iones negativos es bactericida, es decir, limpia la atmósfera de microorganismos patógenos, hace precipitar el polvo y el polen, y produce una sensación de frescor y relax que beneficia a todos, y especialmente a personas alérgicas, asmáticas y enfermos del pulmón.

Se observa que el incremento del número total de iones en la atmósfera favorece el desarrollo de la vida vegetal y animal. Se ha demostrado, en ensayos de laboratorio realizados en Rusia, que la ausencia total de iones produce la muerte de los cobayas en pocos días.

La acción biológica de los iones ha sido demostrada por investigaciones científicas en biometeorología*, especialmente en Israel, Canadá y Suiza

Tradicionalmente se ha buscado la salud en sanatorios y balnearios, en el campo, el mar o en la montaña, pues se sabe que las dolencias crónicas, y especialmente las respiratorias y reumáticas, se superan siempre en ambientes naturales con una atmósfera limpia y un alto contenido de iones negativos.

Percepción sensible

Todos somos sensibles en alguna medida a las vibraciones energéticas del entorno. Diversos estudios muestran que aproximadamente un 30% de la población es muy sensible a las radiaciones electromagnéticas (de ellos un 5% es ultrasensible), un 50% son medianamente sensibles y finalmente un 20%, aparentemente, son poco o nada sensibles a las mismas Existen colectivos especialmente sensibilizados a las radiaciones del entorno, como son las personas de la tercera edad, las mujeres embarazadas, y los niños en general.

Detectamos otros colectivos especialmente sensibles, como son los poetas o los artistas en general, y los sensitivos, que a veces, son confundidos con neuróticos, cuando son simplemente exquisitamente hipersensibles a diversos factores microambientales agresivos y con capacidad para percibir más allá de los tradicionales cinco sentidos; son aquellas personas de las que con frecuencia decimos que "ve las hierbas crecer..."

Se encuentra una relación estadística entre las dolencias crónicas de la tercera edad y una exposición prolongada al *electrosmog*. Hemos de tener

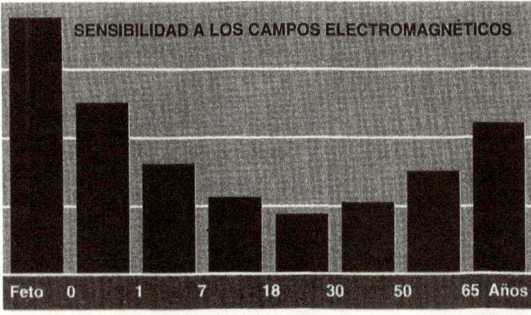

SENSIBILIDAD A LOS CAMPOS ELECTROMAGNÉTICOS

Feto | 0 | 1 | 7 | 18 | 30 | 50 | 65 Años

Figura 14
La sensibilidad varía en función de la edad

en cuenta que los efectos de las radiaciones son acumulativos y crecen al cabo de los años. Por ejemplo, en la osteoporosis, el proceso de fijación del ión calcio (Ca^{++}) en el hueso se ve alterado por la interacción de campos electromagnéticos, incluso de muy baja frecuencia e intensidad, como los campos ELF de la electricidad doméstica.

La tercera edad, con un sistema inmunitario en general debilitado, presenta una mayor incidencia de depresión, pérdida de memoria y concentración, trastornos cardiovasculares, así como cataratas, retinopatías, reumatismo, gota, artrosis, artritis, etc. Todas ellas dolencias típicas de la tercera edad, que están relacionadas con los años de acumulación de factores ambientales nocivos de todo tipo, correspondiendo una buena parte de responsabilidad a la contaminación electromagnética o *electrosmog*.

Por otro lado, la máxima sensibilidad a las radiaciones electromagnéticas la poseen los embriones y fetos, como descubren los doctores Delgado y Leal, del Hospital Ramón y Cajal de Madrid. En sus experiencias de laboratorio con embriones de pollo, observan que la exposición intermitente a campos electromagnéticos de muy baja intensidad, de incluso menos de 150 nT, similares a los existentes en nuestras casas, aumenta de manera significativa el riesgo de aborto y malformaciones congénitas.

Afortunadamente existen ya recomendaciones y normativas europeas y americanas ante el estrés electromagnético que aconsejan reducir la jornada de trabajo de las mujeres embarazadas en puestos de alto riesgo electromagnético, por ejemplo delante de un ordenador

Sentidos no convencionales

Nuestra visión de la percepción, a través de los cinco sentidos convencionales, se amplía día a día. Afirmar hoy que los humanos no tienen capacidad para captar los campos magnéticos y eléctricos es mantener posturas científicas retrógradas. Mariano Bueno, fundador de GEA (Asociación de Estudios Geobiológicos), nos relata un caso sorpren-

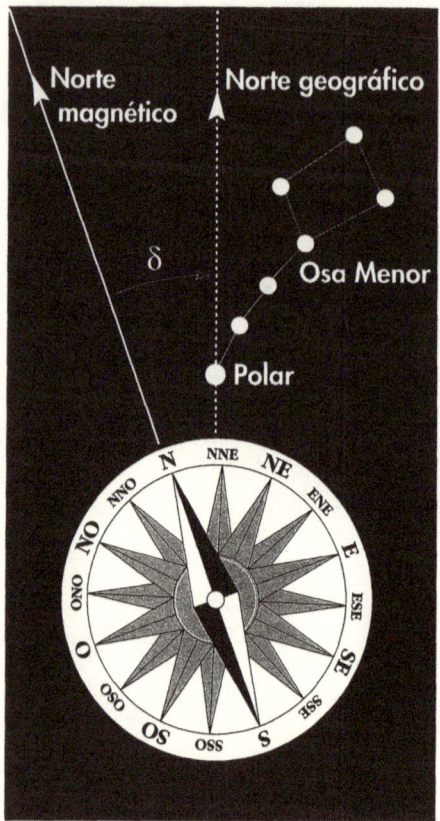

Figura 15
La capacidad de
orientación es
natural

dente: Un ama de casa manifiesta una fina percepción de la radiactividad, y es capaz de ordenar de forma totalmente intuitiva los materiales de mayor a menor radiación, rechazando el granito más radiactivo, y afirmando: "este no, me hiere la vista…"

Ives Rocard, físico y premio Nobel francés, investiga sobre la radiestesia y constata su existencia incuestionable como un sentido oculto hasta ahora a la visión científica; localizar agua, o percibir la influencia energética del entorno es algo natural en el ser humano

Como los tuareg, o como el pastor que predice infaliblemente el tiempo, todos tenemos una capacidad de percepción de los campos energéticos, capacidad que en gran parte se ha atrofiado, en el ambiente urbano, por desuso principalmente. Debemos aprender a confiar en nuestra intuición y recuperar la sensibilidad perdida, escapando frecuentemente del sobrecargado entorno tecnológico volviendo al contacto con la naturaleza.

Las percepciones ultrasensibles, como la apreciación por la calidad y la belleza, tan característica de la cultura griega clásica, hoy pasan desapercibidas para la gente normal en un mundo insensibilizado donde predomina el mal gusto, pero son muy frecuentes entre los artistas, especialmente en los poetas y músicos, que han cultivado estas capacidades naturales desde una temprana edad.

3. El edificio enfermo

Geobiología o Domobiología

Dormir en un mal sitio, un edificio enfermo contaminado por múltiples substancias agresivas y energías invisibles, puede ser la causa suficiente para tener siempre un mal sueño, incluso terribles pesadillas, vivir literalmente en una casa de pesadilla y generar graves enfermedades psicofísicas, incluso el cáncer en algunos años.

Hoy, gracias a la Geobiología* científica, a partir de las investigaciones del Dr. Hartmann en Alemania (Universidad de Heidelberg), se acuña el concepto de geopatía*: una patología procedente de la tierra, producida por ciertos lugares donde las radiaciones geofísicas se concentran de manera que pueden producir daños biológicos.

A los agentes naturales, como las geopatías, se suman causas artificiales que llamamos tecnopatías, principalmente producidas por la contaminación electromagnética, procedente de las líneas eléctricas de alta y baja tensión y de los aparatos electrodomésticos, pero también por el ruido y la contaminación química ambiental.

Cuando coinciden en un mismo lugar las anomalías geofísicas con las patologías tecnológicas, el efecto sinergia produce un hábitat enfermo, amplificando los efectos patológicos de manera más grave que cuando las patologías ambientales se presentan por separado. Una persona situada en un hábitat enfermo sufre la influencia de energías vibratorias que dañan el equilibrio bioeléctrico de su organismo, conducen a la desvitalización, debilitan el sistema inmunitario y abren la puerta a múltiples enfermedades físicas y psíquicas.

Los geomantes chinos hace siglos investigaban ya, a través del Feng'Shui, las fuerzas ocultas de la tierra; estudiaban las relaciones energéticas del ser humano con las energías cósmicas y telúricas, fuerzas electromagnéticas que en ciertos lugares emanan del substrato geológico y, como rayos invisibles, interaccionan con la atmósfera y el

El concepto original de Geobiología se amplía al estudio de todas las patologías de la casa, por lo que empieza a denominarse como Domobiología, del latín domus casa (en alemán, Bäubiologie)

39

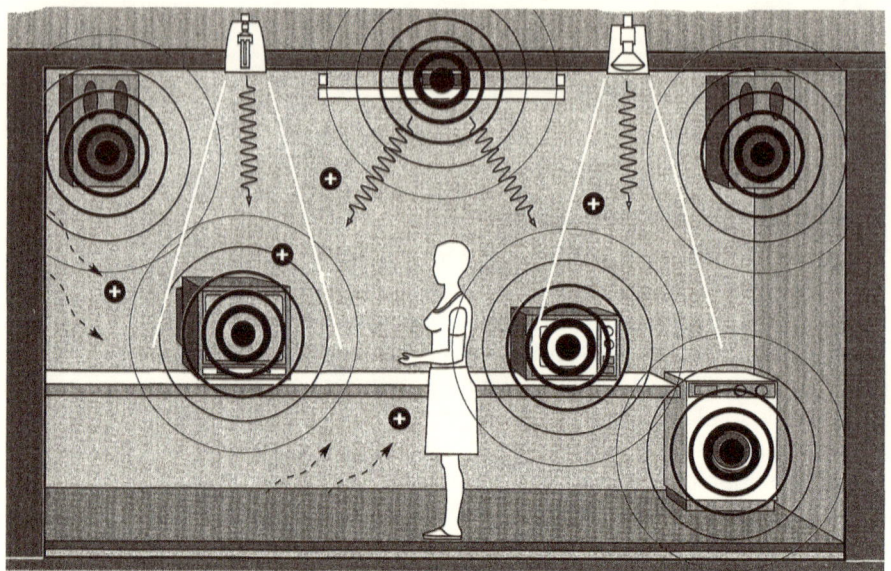

Figura 16
La instalación
eléctrica y los
aparatos electro-
domésticos son
fuentes de
radiación

cosmos. La escuela china del Feng'Shui, que literalmente significa viento-agua, o sea lo fluido, se refiere al estudio tradicional de todo lo que fluye, sea visible o invisible, es decir, la energía y su interacción con el hábitat humano. Después de miles de años, el moderno Feng´Shui es aplicado hoy día por prestigiosos arquitectos en el diseño de imponentes rascacielos, como la sede del Banco de Shanghai y Hong Kong.

Domopatías en el hábitat

El confort y el progreso indiscriminado tienen un alto precio. Estamos en un hábitat enfermo: olvidado el verdadero arte de la arquitectura, la más suprema de las bellas artes, hemos perdido la conexión sensible con la tierra e, insensibles a las vibraciones cosmotelúricas, vivimos en un hábitat enfermo.

La existencia de domopatías en el dormitorio o puesto de trabajo puede producir a corto plazo estrés psicofísico, insomnio, jaquecas, agotamiento psicofísico, depresión, problemas respiratorios y circulatorios. A más largo plazo puede causar graves daños orgánicos, debilitando el sistema inmunitario y favoreciendo la aparición de enfermedades degenerativas. Definimos como domopatías, o enfermedades del hábitat, las alteraciones energéticas presentes en el edificio enfermo, capaces de causar alteraciones en la salud de sus habitantes. Pueden ser de origen geofísico natural, como las geopatías causadas por energías cosmotelúricas del subsuelo, o las meteoropatías por causas atmosféricas, o bien tener causas de origen artificial, como las tecnopatías causadas por las actividades humanas.

Las geopatías se deben a un incremento de la radiación telúrica a nivel local. Las más frecuentes son producidas por corrientes de agua subterránea, ramblas o rieras, que se manifiestan en la superficie del terreno por un aumento de la radiación electromagnética, con mayor radiactividad, cargas estáticas y fuerte ionización atmosférica.

Otra causa de geopatías es la existencia de anomalías geofísicas producidas por yacimientos minerales, como una masa granítica. La presencia de granito causa un fuerte incremento de la radiactividad, con una alta emisión de ondas gamma. Los yacimientos metalíferos tienen gran efecto geomagnético, como la existencia en el subsuelo de diaclasas, fallas o fracturas de la corteza terrestre que

Figura 17
En la vertical de una falla se observa un incremento de la radiación

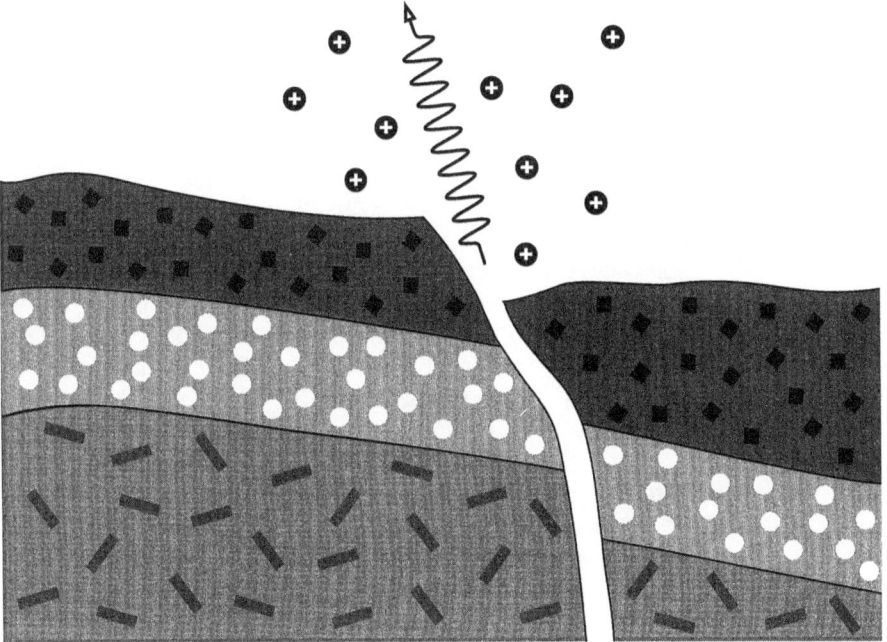

41

alteran de manera muy importante nuestro entorno electromagnético.

La tradición ha asociado el concepto de aventado con loco, y nos atrevemos a relacionar la genialidad de Dalí con la tramontana del Ampurdán, recordemos "el loco de la colina"

Las meteoropatías nos afectan más de lo que se suele considerar; por ejemplo, los fuertes cambios de presión y de tensión eléctrica de la atmósfera antes de una tormenta incrementan el absentismo laboral de manera espectacular, con la aparición de dorsalgias, gota, cefaleas, jaquecas y un largo etcétera que disminuyen el rendimiento psicofísico ante el trabajo.

También es sabido que la situación de una casa sobre una colina, expuesta a fuertes vientos, que generan gran ionización de signo positivo, favorece los comportamientos violentos y agresivos.

Respecto a las tecnopatías, hoy existe una gran preocupación social por la presencia de las líneas eléctricas de alta tensión, con cientos de miles de kilovoltios, una enorme red de distribución de energía que invade todo el territorio.

Esta red produce importantes efectos bioelectromagnéticos como denuncia el informe del Instituto Karolinska de Estocolmo, así como diversos estudios científicos, que han relacionado los campos electromagnéticos de muy baja frecuencia con la aparición de leucemia infantil y cáncer de cerebro.

Pero las pequeñas tecnopatías, presentes en la ciudad y dentro de nuestras casas, producen campos electromagnéticos a veces de efectos más intensos a nivel biológico, debido a la gran proximidad a las personas.

Paseando por una calle cualquiera de una gran ciudad podemos detectar fuertes alteraciones electromagnéticas, como las producidas por canalizaciones eléctricas de alta y media tensión que discurren enterradas bajo la acera, apenas a dos o tres metros de las casas, con intensidades de campos magnéticos de 600-1.000 nT a un metro de altura, que se intensifican hasta 3.500-5.000 nT a la altura del suelo.

En muchas casas modernas, ejemplos del típico edificio enfermo, es común la presencia de fuertes campos electromagnéticos y electrostáticos*, producidos por líneas eléctricas de media y baja tensión muy cerca de sus ocupantes, apenas al otro lado de la pared. Transformadores de zona en los bajos de la casa, cuadros eléctricos detrás

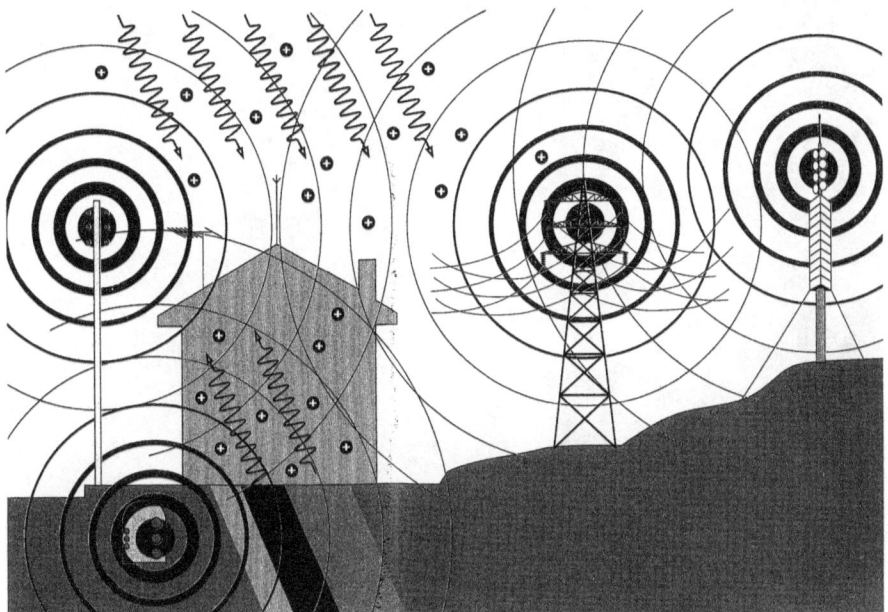

Figura 18
Nuestro hábitat
está saturado de
campos electro-
magnéticos

de la puerta, alimentadores y reactancias por todas partes, bobinas de motores, tubos de rayos catódicos de monitores de televisión y ordenadores.

Basta un simple radiorreloj en la cabecera para producir más de 1.200 nanoTeslas, cuando el umbral recomendado por la norma SWEDAC es de 250 nT, límite aconsejable que disminuye cada día. Por otro lado la EPA (Environamental Protection Agency, EE.UU.) aconseja prudencia mientras progresan las investigaciones en electrobiología.

Este panorama se agrava cada vez más en las grandes ciudades, por la concurrencia de otras fuentes de contaminación clásicas, como la contaminación atmosférica por iones plomo, zinc, formaldehídos, dioxinas, CFC, etc., además del radiactivo gas radón.

A este panorama vibratorio debemos añadir frecuentemente la insoportable agresión del ruido ambiental, que también son ondas, pero mecánicas. Vibraciones, infrasonidos y ultrasonidos, con muchos decibelios en alta y baja frecuencia, tanto audible como inaudible, son causas adicionales de fatiga general, estrés celular y sobrecarga del sistema inmunitario.

43

Enfermedades causadas por domopatías

Las investigaciones realizadas en Suecia, Alemania y otros países de Europa desde los años 30 permiten afirmar que una casa enferma o con domopatías puede producir graves trastornos a sus habitantes.

El estado actual de la investigación, aún insuficiente, no ha podido determinar en algunos casos la relación causa-efecto, pero permite afirmar que existe una asociación directa entre la exposición continuada a estos factores de riesgo y la aparición de patologías en los seres humanos.

Relación de sintomatologías clínicas observadas, de gravedad creciente en función de la intensidad y la duración de la exposición y de acuerdo a la susceptibilidad personal.

- Insomnio, trastornos del sueño, pesadillas.
- Estrés, agresividad, irritabilidad.
- Angustia, ansiedad, bulimia.
- Agotamiento psicofísico, astenia.
- Inapetencia, anorexia.
- Depresión.
- Pérdida de memoria, falta de concentración.
- Trastornos respiratorios, rinitis, sinusitis, bronquitis.
- Trastornos cardiovasculares, angina, infarto.
- Trastornos circulatorios, edema, varices.
- Migrañas, jaquecas, cefaleas.
- Fatiga ocular, miopía, presbicia.
- Cataratas, retinopatías.
- Dolores cervicales, dorsales, lumbares.
- Reumatismo, gota, artrosis, artritis.
- Asma, alergias respiratorias.
- Hipersensibilidad cutánea, psoriasis.
- Hipersensibilidad psíquica, sobreexcitación, fobias.
- Vértigos, mareos, desorientación espacial.
- Amenorreas, dismenorreas, disfunción menstrual.
- Impotencia, anespermia, esterilidad.
- Abortos, malformaciones congénitas.
- Disfunciones metabólicas, bocio, diabetes.
- Enfermedades degenerativas.
- Déficit sistema inmunitario, sida.
- Aberraciones cromosómicas, anomalías ADN.

Síndrome del edificio enfermo

La reciente publicación en España de un estudio sobre el Síndrome del Edificio Enfermo y su metodología de evaluación da respaldo oficial a un hecho que multitud de arquitectos y expertos en salud del trabajo han venido observando durante años. El riguroso análisis ha sido realizado por el equipo de investigadores del Centro de Condiciones de Trabajo de Barcelona, organismo integrado en el Instituto de Seguridad e Higiene en el Trabajo, ISTH, del Ministerio de Trabajo.

Síndrome del Edificio Enfermo (SEE) es un término acuñado para definir las patologías de las modernas construcciones de oficinas de acero y vidrio, todo eléctrico, todo hermético, revestidas de materiales sintéticos muy electrostáticos y llenas de emisores de campos electromagnéticos.

El clima resultante interior, totalmente artificial y muy alejado de los parámetros biológicos naturales, se ha revelado muy insano, causa de malestar y disconfort, afectando al rendimiento laboral, incrementando el riesgo de accidentes y afectando de múltiples maneras a la salud física y psíquica de los trabajadores.

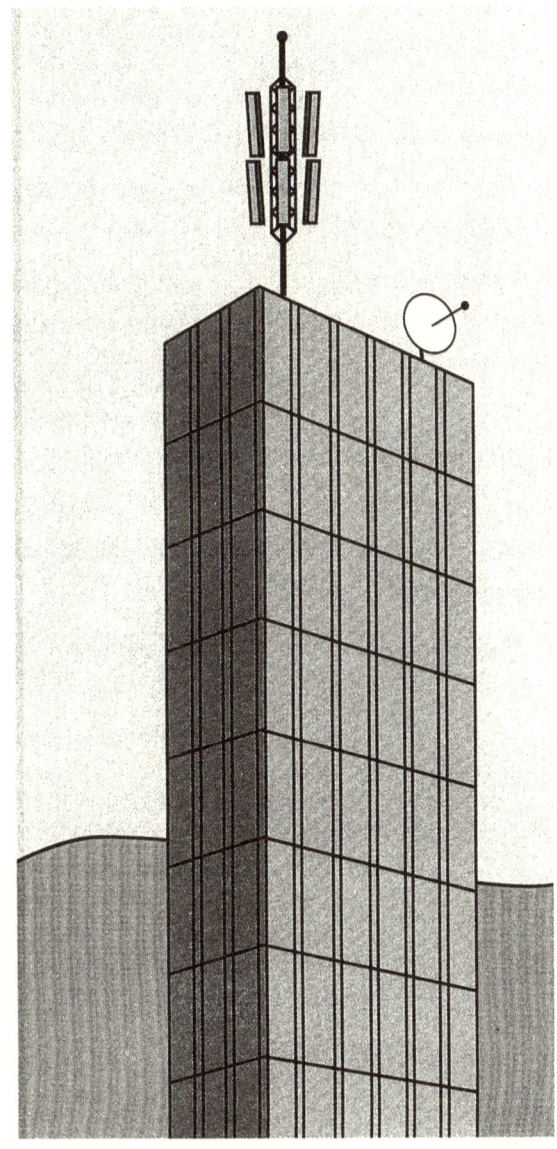

Figura 19
Edificio domótico,
todo eléctrico,
todo hermético

45

Tipologías de edificios enfermos

El Instituto de Seguridad e Higiene en el Trabajo, órgano oficial del Ministerio de Trabajo, ha publicado un informe técnico sobre el Síndrome del Edificio Enfermo, proponiendo una rigurosa metodología de evaluación.

Además de las fábricas y talleres que pueden ser especialmente peligrosos para la población laboral, se consideran frecuentemente edificios enfermos, o que resultan enfermantes para el público en general, los grandes edificios de oficinas, hipermercados, supermercados y grandes almacenes, hospitales, hoteles y gimnasios.

Grandes almacenes. Aquí concurren materiales de construcción como PVC y asbesto con grandes superficies de melaminas y moquetas sintéticas, y generalmente con instalaciones de climatización, con sobrecarga de iones positivos y ausencia casi total de iones negativos, que no cumplen las exigencias técnicas de un buen aire acondicionado. Además, la gran aglomeración de gente en horas punta, produce ruido ambiental, exceso de CO_2 y escasez de oxígeno, que puede hacer realmente inhabitable el espacio comercial.

Edificios de oficinas. Además de lo anterior, tiene lugar la concentración de gran número de ordenadores, impresoras, fotocopiadoras. Este entorno de por sí estresante sufre la agresión del ruido, a causa de mamparas resonantes, múltiples teléfonos, interfonos y recientemente la telefonía móvil. Son muchos los factores que repercuten en el confort y el rendimiento laboral.

Hoteles. Con frecuencia una irracional arquitectura todo acero y vidrio, un edificio climatizado y estanco, totalmente electrificado, con la presencia de la televisión y el hilo musical muy cerca de la cama y el agobio de la melamina, moqueta sintética y sábanas acrílicas, por todas partes, pueden ser la causa de no volver nunca más a un hotel, donde no es posible dormir bien.

Hospitales. Morfológicamente es un espacio enfermo similar a un hotel, si bien aquí concurren algunas circunstancias especiales, como la concentración, en muy poco espacio, de múltiples fuentes de contagio biológico de los propios enfermos, agravadas por la presencia de equipos médicos de alta tecnología como resonancia magnética nuclear, equipos de radioterapia o radiodiagnóstico, como el escáner, muy radiactivos o generadores de importantes campos electromagnéticos. Estos factores microambientales son el mejor caldo de cultivo para las patologías yatrogénicas*.

Gimnasios. Aparentemente relajante, es un espacio frecuentemente patógeno donde la presencia de numerosos aparatos, teóricamente destinados a lograr y mantener la forma y la salud, son muchas veces fuentes productoras de estrés electromagnético.

Destacamos la presencia frecuente de bicicletas estáticas y otros aparatos gimnásticos con monitores de televisión a color, situados a menos de 50 cm del usuario, que resultan más contaminantes que un ordenador. Debemos considerar un riesgo los sistemas de gimnasia pasiva, que introducen directamente en nuestro cuerpo, a través de electrodos, potentes corrientes eléctricas que modifican los ritmos biológicos E igualmente valorar la influencia electromagnética de ciertas máquinas como los *steps* mecánicos con amortiguación magnética, o los *spa* (bañeras de hidromasaje) donde los motores eléctricos impulsores de los chorros de agua están generando potentes campos magnéticos a 10 cm de los riñones.

Muchas veces no hace falta ser un especialista en Geobiología para identificar un edificio enfermo, basta escuchar a nuestra secretaria, que al final de la jornada

exclama agotada física y emocionalmente ¡...**este sitio me pone enferma!**

4. Costos sociales

Influencia económica de las domopatías

Es fácil identificar un mal sitio en la ciudad sin ser experto en Geobiología, si se observa un negocio del barrio que cambia de dueño con demasiada frecuencia, a pesar de ser un local atractivo y bien situado.

Ese lugar donde diversos empresarios, año tras año, inician con mucha ilusión su negocio, y uno tras otro los vemos ir a la ruina, con el cartel de se vende, se alquila o se traspasa, probablemente se trata de un lugar geopatógeno.

Las domopatías tienen una repercusión económica importante, que aún no ha sido plenamente evaluada a nivel oficial; en cambio muchos agentes de la propiedad inmobiliaria lo tienen muy presente, el mal sitio existe, es ese piso maldito que nunca se vende, o ese local que se traspasa cada año.

Esto afecta tanto al empresario como al ciudadano de a pie. Estas patologías energéticas pueden ser, con frecuencia, las responsables de la ruina económica de muchos negocios ubicados en un edificio enfermo. Las domopatías ahuyentan de manera invisible al cliente potencial, y causan en otros casos un alto absentismo laboral, accidentes de trabajo y de tráfico.

Los efectos biológicos de la contaminación electromagnética, por tecnopatías o geopatías, afectan por tanto a la economía privada, a la patronal y a la sanidad pública, pues el estrés electromagnético aumenta de manera espectacular las bajas laborales y el consumo habitual de medicamentos.

El incremento del gasto es especialmente significativo en el consumo de psicotropos y calmantes al favorecer el *electrosmog* la aparición de psicopatologías como insomnio, estrés, jaquecas y depresión, o patologías físicas crónicas como dorsalgias, lumbalgias, reumatismo, osteoporosis y patologías respiratorias, especialmente bronquitis, asma y alergias.

Seguridad y rendimiento en el trabajo

Permanecer toda la jornada laboral expuesto al electrosmog causa una disminución progresiva del rendimiento laboral, reduce la atención y concentración, produce fatiga física y mental, así como errores ante el ordenador, olvidos de datos, etc

La seguridad en el trabajo se ve afectada por la contaminación electromagnética, un nuevo factor de riesgo que favorece la aparición de muchos accidentes laborales. En el caso frecuente de un operario controlando una veloz máquina herramienta como la tupí, este está sometido, durante horas, a fuerte estrés electromagnético, con gran vibración y ruido, sufriendo una saturación de la atención, con resultado de pérdida de reflejos que se puede traducir en la amputación de dedos.

Se sabe que transformadores, bobinas y motores eléctricos, especialmente los de alta velocidad, producen fuertes campos electromagnéticos hasta de varios Teslas (miles de millones de nanoTeslas), mientras que a partir de 200 nT ya se constatan efectos biológicos, en función de las horas de exposición.

Además, el estrés electromagnético puede producir a todos, a corto plazo, tensión y agresividad en las relaciones interpersonales, que se manifiesta en una comunicación tensa con los compañeros y también en la atención al cliente; todos ellos factores humanos con una alta repercusión en los costes socioeconómicos.

Figura 20
El ordenador genera campos electromagnéticos y rayos X

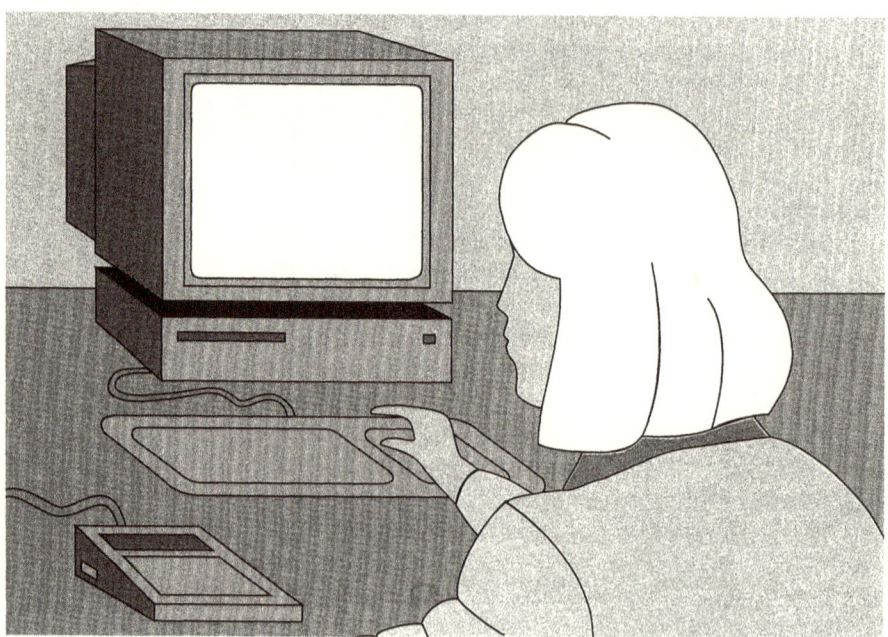

Seguridad vial

La circulación y la seguridad vial también se ven afectadas por el *electrosmog,* pues el coche es una ineficiente máquina electromagnética que causa, *per se,* muchos accidentes y despistes fatales en el tráfico, que serían fácilmente evitables.

Hoy se sabe que una parte importante de la fatiga en el automóvil, especialmente la reducción notable de la atención y la capacidad de reacción frente al peligro, se debe a la influencia de fenómenos electromagnéticos producidos dentro del vehículo.

En el tráfico urbano aparece un factor específico: debido a los atascos y los semáforos, el coche permanece mucho tiempo detenido con el motor en marcha, es el momento en que es más ineficiente y cuando genera la máxima contaminación tanto química como energética, además del ruido y vibraciones. En punto muerto, el automóvil genera en muchos casos, el doble de contaminación electromagnética que un monitor de ordenador, lo que incide de manera directa sobre el temperamento, produciendo agresividad y estrés, y alterando la atención y concentración del conductor, de modo similar a la presencia del alcohol en sangre.

Además debemos considerar la ionización de la atmósfera interior del coche: generalmente el aire acondicionado, de baja calidad biológica, produce un ambiente sobresaturado de iones positivos y totalmente falto de los relajantes iones negativos.

Por otro lado, la rodadura de los neumáticos sobre el suelo, los rozamientos mecánicos de múltiples elementos metálicos, como cojinetes, cilindros, etc, y el roce del aire a alta velocidad sobre la carrocería metálica, así como los materiales sintéticos de revestimiento, vinilo, falso cuero, etc. producen fuertes cargas de electricidad estática que afectan al conductor.

Además tenemos muchas fuentes electromagnéticas, por todas partes hay bobinas y magnetos, pequeños y grandes motores eléctricos que hacen todo por nosotros, en aras del confort, mueven escobillas limpiaparabrisas, bombean agua, impulsan aire, suben cristales y regulan asientos sin apenas mover un dedo. A ello hay que añadir la nada despreciable influencia del equipo HiFi: los baffles

El humo del tabaco, las emanaciones tóxicas de materiales sintéticos y la presencia de contaminación atmosférica exterior, (iones Pb, Zn, CFC, etc) agravan la situación dentro del automóvil

51

de alta potencia de muchos GTI que atruenan nuestras calles molestan acústicamente a todo el barrio, pero especialmente saturan el entorno electromagnético dentro del vehículo, y pueden ser corresponsables de un gran porcentaje de los accidentes de conductores jóvenes. Recordemos que un coche es casi una perfecta Caja de Faraday*, o sea un recinto metálico que confina los campos eléctricos sin dejarlos escapar.

La seguridad en la carretera también se ve afectada por la existencia de ciertos puntos negros en nuestras vías, donde se producen sistemáticamente accidentes inexplicables, en tramos rectos donde no existen causas objetivas para el accidente. El problema se debe en muchos casos a alteraciones electromagnéticas locales: líneas de alta tensión, ferrocarril, metro, fallas, diaclasas u otras geopatías. Alteraciones energéticas que momentáneamente afectan a la mente del conductor, alterando la orientación espacial o su capacidad de reacción y favoreciendo el despiste. Nos consta que en Alemania se ha usado con éxito, en algunos casos, una plancha de plomo como pan-

Figura 21
El conductor puede sufrir más campo magnético que el operador de un ordenador

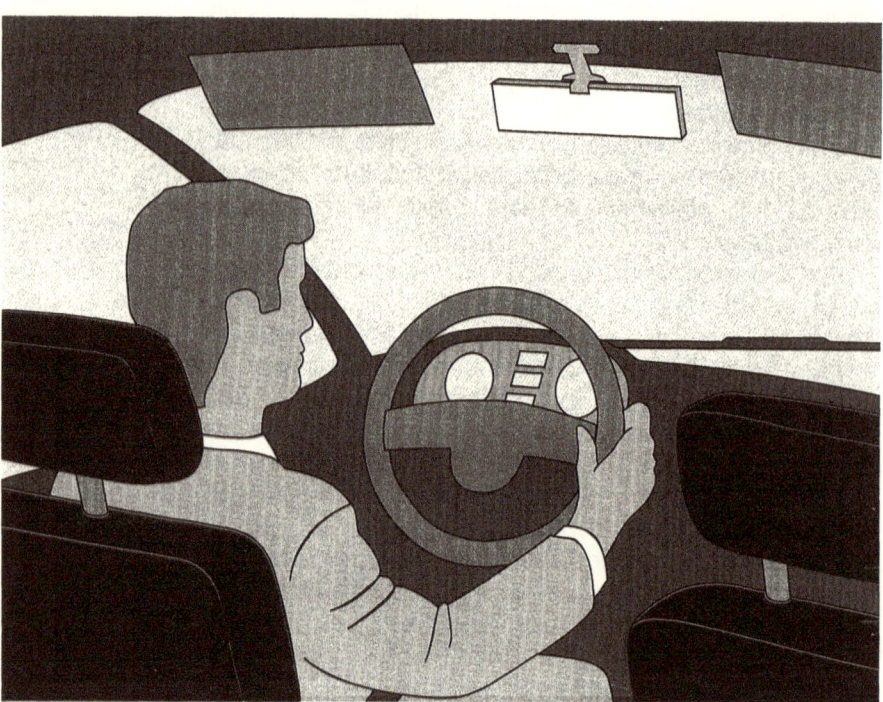

talla energética bajo la calzada, eliminando así la radiación de la geopatía con la consiguiente desaparición del punto negro.

La neutralización electromagnética de los vehículos redundaría en beneficio de la salud, el confort y la seguridad de los conductores profesionales taxistas, viajantes y camioneros, aquejados de específicas enfermedades profesionales.

Patologías arquitectónicas

Las domopatías también afectan económicamente al sector inmobiliario, dada su incidencia en el desarrollo de múltiples patologías arquitectónicas, con grandes perjuicios a los inmuebles. Daños frecuentes como grietas, asiento diferencial de la cimentación, humedades por capilaridad, oxidación estructural, corrosión electrolítica, aluminosis y otros, son patologías constructivas que se ven aceleradas y agravadas en su desarrollo por el *electrosmog,* a causa de la presencia de campos electrostáticos y electromagnéticos naturales y artificiales.

Estos son problemas cotidianos de gran incidencia económica, y fácilmente corregibles mediante un riguroso control de la calidad ambiental, la realización previa de un peritaje geobiológico que identifique las fuentes de contaminación electromagnética y geopatías existentes, así como el uso de la buena arquitectura biológica que evite en el diseño los factores microambientales que llevan al Síndrome del Edificio Enfermo.

Las domopatías afectan a todas las actividades del ser humano. Si no queremos vernos en nuestra casa como los protagonistas de *Esta casa es una ruina*, es aconsejable consultar al experto en calidad ambiental, un geobiólogo cualificado para elegir el buen sitio donde vivir más sanos o donde montar un nuevo negocio próspero.

Factor de riesgo en seguros

La existencia de *electrosmog,* esa invisible contaminación ambiental, debería considerarse un factor de riesgo adicional en todo contrato de seguro, en sus múltiples ramas: vida, salud, accidentes laborales, inmuebles y automóvil.

Una casa afectada de domopatías, corre mayor riesgo de generar patologías arquitectónicas y, por tanto, puede

Un vehículo neutralizado incrementa su confort y su seguridad, y permite a cualquier conductor normal viajar más de mil kilómetros en un solo día, sin apenas fatiga y con total atención y seguridad vial, reduciendo riesgos de accidentes

53

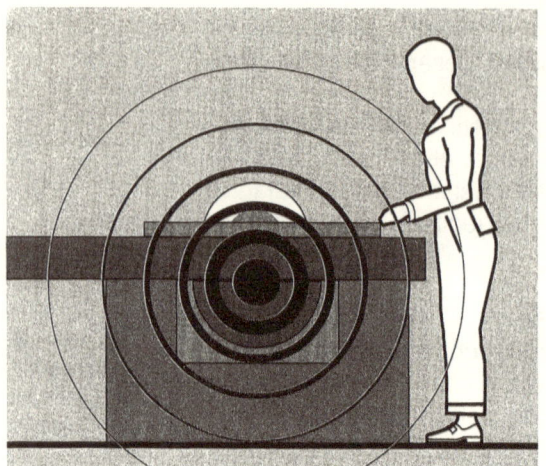

Figura 22
El operario está sometido a fuertes campos electromagnéticos

arruinar a su constructor, pero con toda seguridad va a afectar a la salud de sus habitantes, con importantes repercusiones en la cuenta de resultados de la compañía aseguradora, que habrá de cubrir los daños producidos y la posterior rehabilitación.

Ante una máquina herramienta o al volante, la presencia de estrés electromagnético puede ser de importancia similar a la presencia de alcohol u otros tóxicos en la sangre; unos pocos miliGauss de campo magnético alteran de manera significativa la capacidad de reacción e incrementan de manera exponencial la probabilidad de un accidente laboral o de tráfico.

Las investigaciones sobre bioelectromagnetismo, domótica, síndrome del edificio enfermo, en el entorno de la Geobiología, son aún insuficientes para ofrecer una visión concluyente de la contaminación electromagnética y sus repercusiones sobre la salud. Sin embargo permiten ya sacar conclusiones, y plantear sistemas de prevención y soluciones, a la espera de nuevos datos epidemiológicos, generados por el gran número de investigaciones en curso.

Es obvio que se están detectando patologías ambientales, ligadas a la presencia de contaminación electromagnética, con grandes repercusiones sociales y económicas debidas al "Estrés de Alta Tensión".

5. Visión de la ciencia

Investigación científica

El Dr. Ernest Hartmann, director del balneario de Eberbach, en Baviera, Alemania, en los años cuarenta, constata la incidencia en la salud de la radiación de las zonas geofísicamente alteradas. Observa efectos patológicos de estas radiaciones telúricas, que afectan a la recuperación de los pacientes del centro.

Por las mismas fechas el barón Von Pohl, acuña el término de "casa cáncer", como resultado de sus investigaciones en la localidad de Vilsbiburg, Alemania, al encontrar una relación causa-efecto entre el cáncer y la radiación procedente de corrientes de agua subterránea.

Entre los años 1963 y 1967, Wolfgang Ludwig, biofísico y doctor en Ciencias Naturales, desarrolla en la Universidad de Friburgo (Alemania) un generador de ondas bioarmónicas, utilizado por la NASA, que es capaz de compensar la influencia nociva de las radiaciones. Continuamente mejorado hasta los años 90, está dotado de un microemisor que genera los componentes magnéticos característicos de las ondas meteorológicas del buen tiempo; asimismo emite una onda geomagnética, que reconstruye la vibración fundamental del campo terrestre, la onda de Schumann, y que actúa como un eficaz protector contra la contaminación electromagnética.

En 1972, el ingeniero Jacob Stängle, utiliza el nuevo detector de su invención para confirmar científicamente las investigaciones de Von Pohl y de Picard en los años 40, sobre las casas cáncer. Stängle utiliza su contador de centelleo, sensible a la radiación gamma y partículas de alta energía como los neutrones, que aparecen siempre en la vertical de las venas de agua subterráneas.

En 1979, Wertheimer y Leeper, demuestran un incremento del cáncer infantil, en hogares sometidos a campos electromagnéticos (CEM) de alta intensidad, corroborando los trabajos de Milham que observa un incremento de la leucemia en trabajadores bajo la influencia de CEM.

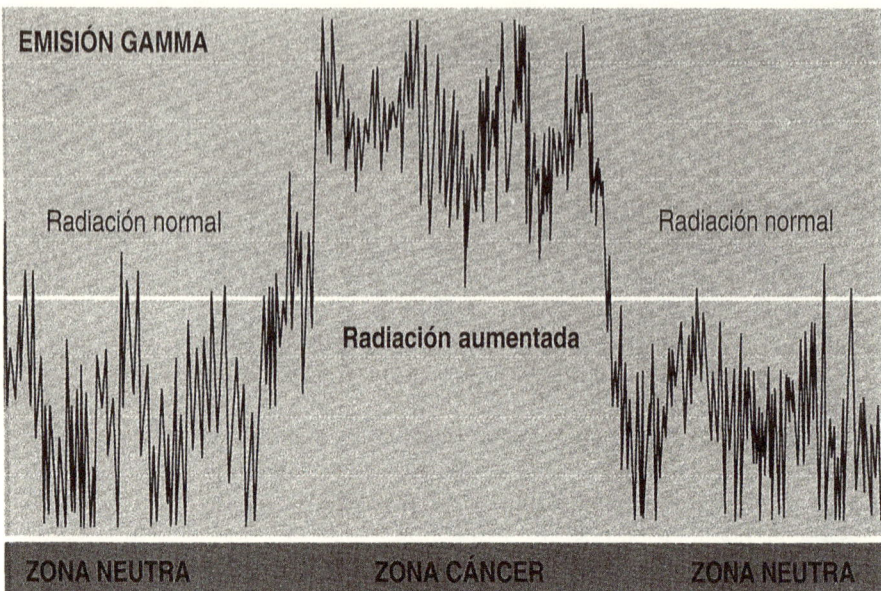

EMISIÓN GAMMA

Radiación normal

Radiación normal

Radiación aumentada

ZONA NEUTRA   ZONA CÁNCER   ZONA NEUTRA

Figura 23
Una alteración geofísica produce fuerte radiación electromagnética en su vertical

En su obra *Sferics* (Ed. Rowohlt, 1989), Hans Baumer evidencia la importancia que supone para los seres humanos la influencia bioarmónica de las radiaciones meteorológicas. Actuando sobre el sistema neurovegetativo, estas radiaciones son las responsables de las meteoropatías* que causan al ser humano determinados trastornos (alteraciones del sueño, cefaleas, hemicranias, dolores reumáticos, etc.)

Debe mencionarse, de nuevo, el amplio estudio del Instituto Karolinska, realizado por Feyting y Ahlborn, publicado en 1992. Efectuado sobre casi 500.000 personas residentes a menos de 300 metros de líneas de alta tensión, abarca el período 1960-1985. El Informe Karolinska establece una relación causa-efecto entre las líneas de alta tensión y el incremento del riesgo de aparición de tumores cerebrales en adultos y de leucemia en niños.

Hoy en España, como antes en Europa, la investigación científica confirma cada vez más estos fenómenos, descalificando la tesis oficial vigente todavía de que no existen interacciones electromagnéticas con los organismos biológicos. El profesor Bardasano, director del Instituto de Bioelectromagnetismo Alonso de Santa Cruz de la Universidad de Alcalá de Henares, Madrid, investiga hace años sobre los efectos biológicos de la contaminación electromagnética.

En 1994, el Instituto para la Seguridad e Higiene en el Trabajo, ISHT, institución oficial del Ministerio de Trabajo, publicó un estudio sobre el Síndrome del Edificio Enfermo y su metodología de evaluación.

Desde 1994, Raúl de la Rosa y otros, en la facultad de Biología de la Universidad de Valencia, realizan experimentos preliminares con cobayas de laboratorio, observando los significativos efectos nocivos de campos electromagnéticos y de las microondas procedentes de teléfonos móviles.

El profesor Costa Morata, consultor de la UNESCO, publica en 1996 su tesis *Electromagnetismo (silencioso, ubicuo e inquietante)*, donde resume sus investigaciones sobre los efectos nocivos de los campos electromagnéticos, con el aval del Colegio Oficial de Ingenieros Técnicos de Telecomunicaciones.

Por otra parte la Universidad Politécnica de Cataluña, UPC, ha convocado en 1997 el primer curso de Postgrado en Geobiología y Salud del Hábitat, dirigido a arquitectos, ingenieros y médicos especialmente.

Recientemente, el Área de Medio Ambiente de la Diputación de Barcelona, ante la alarma social por la contaminación electromagnética producida por líneas de alta tensión, ha firmado un convenio de cooperación con el Hospital Ramón y Cajal de Madrid. El departamento de Bioelectromagnetismo de este hospital, dirigido por la Dra. Jocelyne Leal, es pionero en Europa en la investigación sobre efectos biológicos del electromagnetismo, y ha promovido la constitución de una Comisión Europea de Bioelectromagnetismo, en Bruselas, auspiciada por la UE, para favorecer las investigaciones en el área, que preside la doctora Leal.

La creciente demanda de calidad ambiental, ha llevado a la reciente creación en Austria (1997) de la nueva especialidad de Electrobiólogo, como profesional cualificado en evaluar los riesgos biológicos de los campos electromagnéticos. Ejemplo que es de esperar que cunda entre las instituciones y autoridades competentes a nivel mundial.

■ Nociones de electromagnetismo
Conceptos básicos de física

6. Geofísica básica

La Tierra y el Sol

Podríamos decir que el sistema Tierra-Sol donde vivimos es básicamente una enorme máquina electromagnética y que de la interacción energética del planeta con el Sol y el espacio interplanetario circundante ha surgido la vida.

El motor energético del sistema es una pequeña estrella amarilla, nuestro Sol; para nosotros una gigantesca bola con más de un 99% de hidrógeno, a altísima presión y temperatura, que arde mediante una continua fusión termonuclear*, un proceso similar al de una bomba H. El proceso desprende la energía de millones de bombas nucleares por segundo: estas poderosas reacciones termonucleares del Sol producen un enorme flujo de energía, con un amplio espectro de radiaciones electromagnéticas a las que está sometida la Tierra y el resto de los planetas del Sistema Solar.

Figura 24
El campo electro-magnético del Sol irradia a todo el Sistema Solar

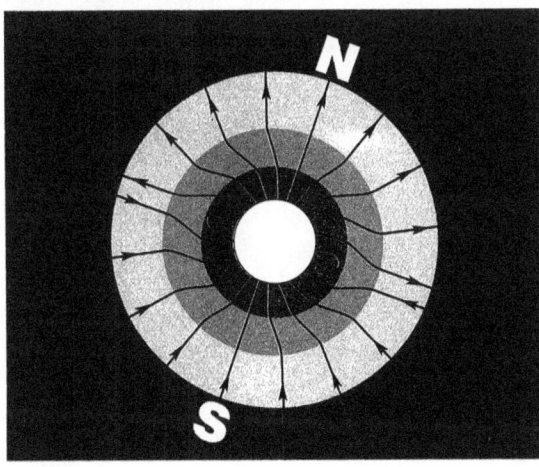

La principal manifestación de la actividad del Sol es la luz y el calor que percibimos por los sentidos, pero de forma imperceptible nos llega también el viento solar, un frente electromagnético que constantemente interacciona con el campo magnético del planeta. Cada vez que se producen las tor-

59

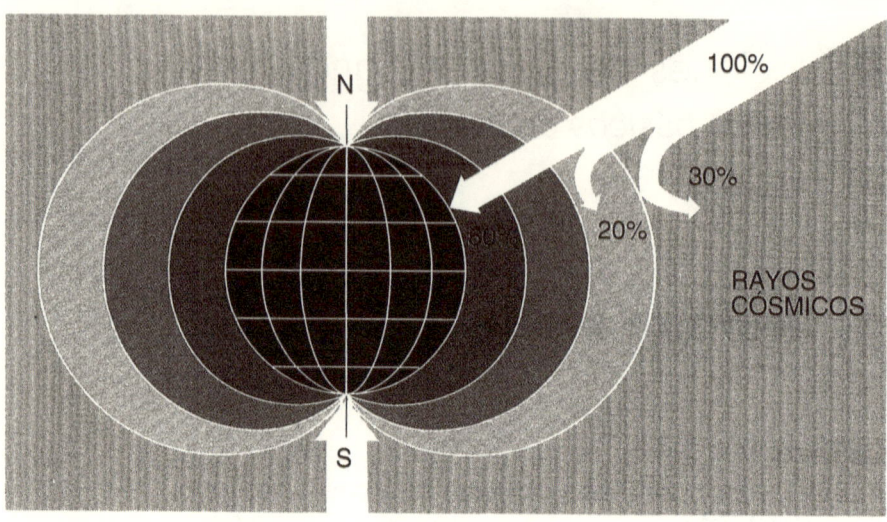

Figura 25
La magnetosfera protege del impacto de los rayos cósmicos

mentas magnéticas, apenas leves alteraciones de la magnetosfera solar, se generan enormes pulsos electromagnéticos. Como un maremoto interplanetario, estas oleadas de radiación solar pueden durar unas horas o unos días y tienen efectos inmediatos en los seres vivos, ya que en apenas ocho minutos cruzan los 150 millones de kilómetros que nos separan del Sol.

Las tormentas solares tienen un gran impacto socieconómico, pues producen un incremento del estrés, insomnio, depresión, cefaleas, jaquecas, agudización de los dolores reumáticos, crisis de artrosis, gota, etc., con el resultado de pérdida de rendimiento en el trabajo y múltiples bajas laborales, aparentemente injustificadas.

También afectan a la seguridad ciudadana; se observa un aumento de las conductas antisociales, como atracos, atentados, agresiones sexuales e intentos de suicidio, como bien sabe la policía de todos los países. Y producen en los servicios de urgencia de los hospitales una avalancha de falsos infartos, causados por el estrés electromagnético.

Esta alteración del influjo magnético solar afecta también a todas las actividades tecnológicas humanas, especialmente a la electrónica más sofisticada, y se percibe como un ruido de fondo en la radio y televisión, interfiere en las telecomunicaciones, desorienta las brújulas y bloquea los sistemas de navegación de barcos y aviones.

La tormenta solar, como un marca-pasos neurótico, altera el biorritmo natural del corazón

60

Una tormenta solar puede dejarnos totalmente a oscuras al cortar el fluido eléctrico de toda una región (apagón de Nueva York), altera el ritmo de los marcapasos y produce errores en el normal funcionamiento de los ordenadores del banco.

También nos afectan las variaciones energéticas de los terremotos solares, apenas un estornudo del padre Sol y, muy notablemente, las manchas solares, un pequeño acné en el rostro solar, que varían regularmente con ciclos de once años.

De menor intensidad energética son las influencias lunares, que varían con cada fase de la Luna, con períodos de veintiocho días, el mes lunar. Además de las alteraciones gravitacionales que causan el ciclo de las mareas, la Luna afecta también a las variaciones mensuales de la savia de los árboles, bien conocidas por cualquier leñador. El ciclo lunar también actúa sutilmente sobre nuestros biorritmos hormonales que alteran nuestro estado de ánimo cada cuatro semanas, y afectan al flujo de todos los humores, o fluidos orgánicos, en los seres vivos.

La Luna influye también modificando el campo electromagnético terrestre de manera muy significativa cada vez que se alinea con el Sol, con un máximo en Luna nueva y llena, y un mínimo en los cuartos. Este efecto es más acentuado cuando se produce un eclipse, ya que entonces la alineación Tierra, Sol y Luna es exacta.

La tormenta solar será la causa de que la horchata se haya estropeado, sorprendentemente ese cambio vibratorio en el ambiente electromagnético la ha hecho fermentar

Figura 26
El viento solar alarga la magnetosfera terrestre durante la noche

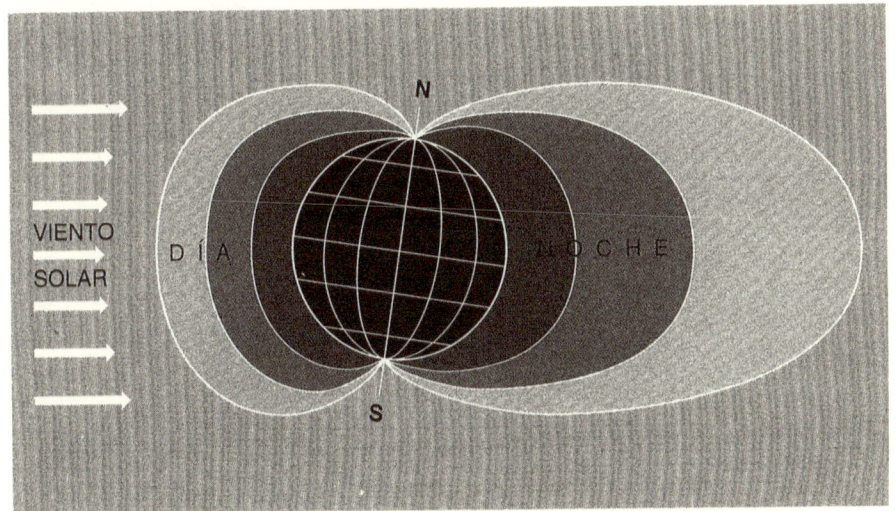

VIENTO

SOLAR

N

DÍA   NOCHE

S

En general, cualquier alteración de la emisión de las ondas electromagnéticas que recibe nuestro planeta, es decir, el conjunto de la radiación cósmica, es objeto del estudio detallado de físicos y meteorólogos, pues tiene una notable influencia en la salud, en las cosechas y es responsable de los cambios cíclicos del clima planetario.

Campo magnético terrestre

Los seres humanos estamos siempre sometidos al campo magnético terrestre. La Tierra posee un campo magnético propio que tiene un valor medio de 500 miliGauss (50.000 nanoTeslas), oscilando según ritmos diurnos, mensuales y anuales, y aún más largos.

Este campo magnético está generado por la rotación del núcleo terreste, llamado NiFe, pues está compuesto de níquel y hierro, materiales muy magnéticos. Su intensidad varía ostensiblemente de un lugar a otro del planeta, es mínimo en el ecuador (30.000 nT) y alcanza la máxima intensidad en los polos magnéticos (60.000 nT); la intensidad media del campo magnético terrestre también varía levemente en el tiempo (menos del 0,01% anual).

La continua investigación científica demuestra que los sistemas biológicos son capaces de responder a pequeñas variaciones del campo magnético terrestre. Los humanos reaccionamos buscando inconscientemente, como un imán, la orientación natural con el eje magnético planetario, o alterando sutilmente nuestras funciones biológicas en un intento de acomodar el organismo a la variación energética del entorno geomagnético.

7. Electricidad y magnetismo

La electricidad

El fenómeno de la electricidad ya era conocido por los griegos y los chinos. Fue Tales de Mileto (s. VII a.C.), quien frotando un trozo de ámbar con un paño de lana, observó que podía atraer pequeños objetos, al generar pequeñas cargas eléctricas; este fenómeno se denominó "electricidad", pues el ámbar en griego se llama *elektron*

Una carga eléctrica puede ser positiva o negativa, pues la electricidad está en la propia esencia de la materia. El átomo está constituido por un núcleo compuesto de neutrones*, de carga cero o neutra, protones*, con carga positiva, y circundado del mismo número de electrones* de carga eléctrica negativa.

Un átomo equilibrado es neutro eléctricamente, o sea siempre tiene tantos protones como electrones, mientras que el número de neutrones es variable. Si por alguna interacción energética externa gana o pierde algún electrón, el átomo se convierte en un ión, queda eléctricamente cargado; si tiene carga eléctrica positiva lo llamanos catión (+), y si tiene carga negativa decimos que es un anión (−). Debemos recordar que la carga eléctrica es la que determina la personalidad electroquímica de cada elemento; su polaridad (+/−) es la que define cómo y con qué otro elemento se combina cada átomo o molécula.

A efectos prácticos se definen como substancias conductoras las que favorecen el paso de las corrientes eléctricas, y como aislantes las que ofrecen mayor o menor dificultad a la corriente. La corriente eléctrica se explica como el movimiento de los electrones a lo largo de la superficie del conductor. Este puede ser de cualquier metal, pero preferentemente de cobre, plata u oro; metales elegidos por su mejor conductividad eléctrica, ya que son los materiales que ofrecen menor resistencia a la movilidad de las cargas eléctricas.

Figura 27
Dos cargas iguales se atraen Dos cargas opuestas se repelen

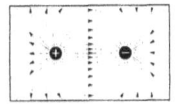

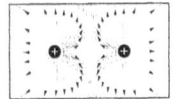

Figura 28
El electrón es la esencia de la electricidad

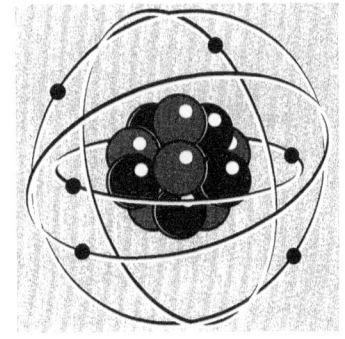

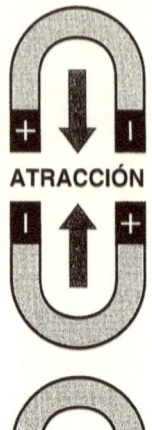

ATRACCIÓN

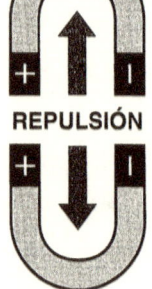

REPULSIÓN

Figura 29
Dos polos diferentes se atraen, dos polos iguales se repelen

En Europa se obtenía la magnetita en la Macedonia griega, en la localidad de Magnesia, de donde deriva el nombre de magnetismo

El magnetismo

El magnetismo ya era conocido por los antiguos chinos, que descubrieron las propiedades de la magnetita o piedra imán, un mineral de óxido de hierro (Fe_2O_4 Fe), que tiene la propiedad de actuar a distancia sobre los metales y algunos otros materiales, muy especialmente sobre el hierro.

Los maestros chinos del Feng Shui, inventaron la brújula suspendiendo un trozo de magnetita por su centro, de modo que pudiera girar libremente y orientarse paralelamente al campo magnético de la Tierra, señalando siempre su polo Sur o negativo hacia el polo Norte magnético del planeta. La brújula llegó a Occidente siglos más tarde, a través de Grecia, con los mercaderes de la Ruta de la Seda, y su aplicación a la navegación produjo un rápido progreso en las rutas marinas, al permitir localizar el Norte de día y de noche, sin necesidad de ver la estrella Polar.

Esa misteriosa fuerza capaz de actuar a través del espacio, sin contacto ni ninguna otra interacción material, es lo que se denomina campo magnético, una energía capaz de atraer o repeler los metales, según su polaridad sea negativa o positiva.

El magnetismo se produce a partir de la esencia más íntima de la materia; las propiedades magnéticas surgen como consecuencia de los movimientos de los electrones, y especialmente del *spin,* o rotación del electrón sobre sí mismo: el sentido de este giro define la polaridad magnética del material. Podemos producir magnetismo con la piedra imán, o también mediante la corriente eléctrica. Es posible convertir un material en magnético, o fabricar un imán, por simple contacto con otro material magnetizado, como la magnetita. Al imantarse se produce la orientación de los ejes magnéticos de sus electrones en la dirección del campo magnético externo La imantación será temporal salvo en el caso del hierro, cuyo magnetismo es permanente y conserva la polaridad magnética indefinidamente. Un material está imantado o magnetizado, cuando todos los ejes magnéticos están en la misma dirección.

El magnetismo está presente en toda la materia, en mayor o menor grado. Según sus propiedades magnéticas, los materiales se clasifican en tres tipos: diamagnéticos, paramagnéticos y ferromagnéticos. En primer lugar, las substancias diamagnéticas, que son la mayoría de los elementos naturales, no presentan apenas propiedades magnéticas. A esta clase pertenecen los metales oro, plata, cobre, bismuto, mercurio y todos los no metales, que no son atraídos por el imán. Luego encontramos metales paramagnéticos, con un débil magnetismo residual una vez suprimido el campo magnético externo, la orientación magnética de sus electrones es parcial, como el níquel, cromo, aluminio, cobalto, platino, etc. Y finalmente los materiales ferromagnéticos, donde el fenómeno es más intenso, ya que se produce la alineación de todos los ejes magnéticos, resultando un imán permanente, aún después de suprimir el campo magnético externo. Como el hierro, el material magnético por excelencia, así como el acero y otras aleaciones férricas.

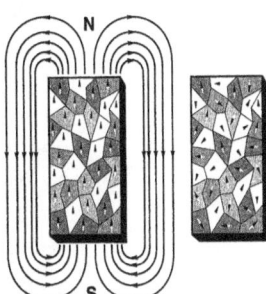

Figura 30
Un imán tiene orientados todos sus ejes magnéticos Un material no imantado los tiene desorientados al azar

Radiación electromagnética

El electromagnetismo surge de la interacción de los fenómenos eléctrico y magnético. A nivel práctico podemos considerar los campos eléctricos y magnéticos como ondas, similares a las ondulaciones del agua al arrojar una piedra a un estanque. Este símil visual explica muy bien los fenómenos de propagación de la energía a través del espacio, generando ondas concéntricas con propiedades de reflexión y refracción similares a las de la luz visible.

Pero los procesos de emisión, transmisión y absorción de la energía se comprenden mejor, de acuerdo a la teoría cuántica, al considerar la radiación compuesta de pequeñísimas partículas de alta energía, los diminutos *quantum* de luz llamados fotones. Los fotones se desplazan en el vacío a la increíble velocidad de 300.000 km/seg, y más lentamente en la materia, en función de la densidad de la substancia que atraviesan: muy rápido en un medio poco denso como el aire, más lento en materiales muy densos como el hierro.

Figura 31
Corriente, campo eléctrico y campo magnético son perpendiculares entre sí

Magnetismo y electricidad son fenómenos asociados e inseparables: al desplazarse una carga eléctrica en el espacio crea un campo magnético y, por el contrario, un campo magnético que fluctúa provoca una carga eléctrica en su entorno.

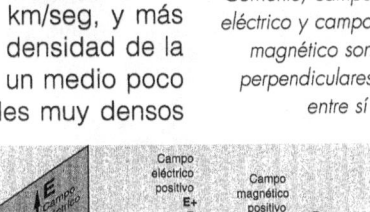

Corriente eléctrica

La corriente eléctrica industrial puede ser continua o alterna. La corriente continua tiene tensión y sentido de circulación fijo y estable, como ocurre en las pilas o la batería de nuestro coche. En la red eléctrica usamos la corriente alterna que oscila a 50 Hz, o ciclos por segundo, cambiando de carga negativa a positiva con un rapidísimo vaivén, cincuenta veces por segundo, (60 Hz en EE.UU.).

La corriente alterna de 50 Hz, por ser variable su intensidad y sentido, genera un campo magnético pulsante debido a la fluctuación del campo eléctrico, mientras que la corriente continua, que es estable, genera un campo magnético continuo una vez se acciona el interruptor y se estabiliza el flujo de corriente.

Permanentemente estamos bajo la influencia de campos electromagnéticos generados por los electrodomésticos en nuestras casas, escuelas y lugares de trabajo. Aparatos muy usuales como el televisor, las videoconsolas, los equipos HiFi, los walkmans, los tubos fluorescentes. Y también frigoríficos, microondas, batidoras, aspiradores, secadores de pelo, afeitadoras, lavadoras, radiorrelojes, o bien fotocopiadoras, impresoras, ordenadores, etc.

Figura 32
El campo electromagnético disminuye muy rápidamente con la distancia
Si a 1 m tenemos 100 mG, a 2 m solo 25 mG y a 4 m apenas 6 mG

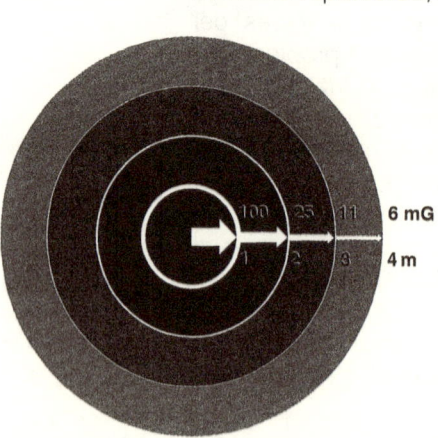

Cualquier aparato eléctrico conectado genera a su alrededor un campo electromagnético, que será pulsante si utiliza corriente alterna. La intensidad electromagnética medida, o sea el campo que nos afecta, es inversamente proporcional al cuadrado de la distancia. O sea a doble distancia la cuarta parte de radiación, y a triple distancia sólo una novena parte del campo. Disminuyendo muy rápidamente los efectos dañinos si nos alejamos del foco emisor.

8. La atmósfera terrestre

Atmósfera y electromagnetismo

La atmósfera terrestre, una esfera gaseosa que se extiende hasta los 1.500 km de altitud, es la capa más sutil del planeta y se revela muy sensible a las variaciones energéticas del entorno planetario. En la atmósfera ocurren importantes fenómenos electromagnéticos, en directa interacción con las emisiones de la radiación solar y cósmica.

La estructura de la atmósfera no es homogénea, consta de diversas capas de mayor a menor densidad de aire Desde el nivel del suelo y hasta los 8-10 km de altura, se encuentra la troposfera, que es la parte más densa de la atmósfera. La mitad de la masa atmosférica se concentra en los primeros 5 km de altura, el otro 50% del aire se extiende, de manera cada vez más difusa, hasta 1.500 km aproximadamente. La troposfera, con una constante circulación vertical del aire, es la capa donde se originan la mayor parte de los fenómenos meteorológicos: vientos, nubes, tormentas, etc. Contiene una composición de gases que permiten la vida, en una proporción muy estable: 78% de nitrógeno, 21% de oxígeno y 1% restante una mezcla de hidrógeno, CO_2, ozono y diversos gases nobles. Además, la troposfera contiene una cantidad variable de vapor de agua, polvo, humo y, en cantidades crecientes, múltiples contaminantes industriales, como CO_2 y CFC. La troposfera, como la corteza terrestre, está polarizada negativamente, o sea tiene carga eléctrica negativa (−).

Después de una delgada capa de transición llamada tropopausia donde se originan las corrientes de chorro, se encuentra la estratosfera, que se extiende entre 10 y 80 km de altitud. La estratosfera

La electricidad atmosférica no se distribuye por igual, en general, nuestra atmósfera es semiconductora, pero según el clima puede ser muy conductora o totalmente aislante

Figura 33
La atmósfera nos protege de las radiaciones peligrosas del Sol

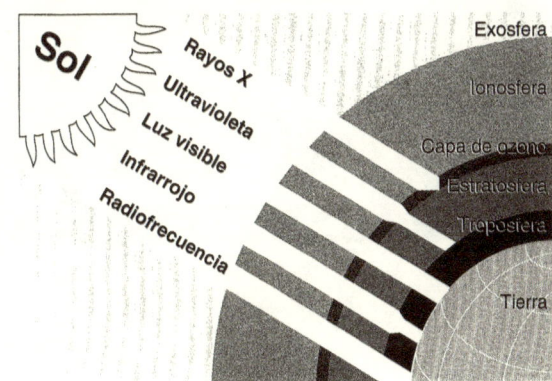

67

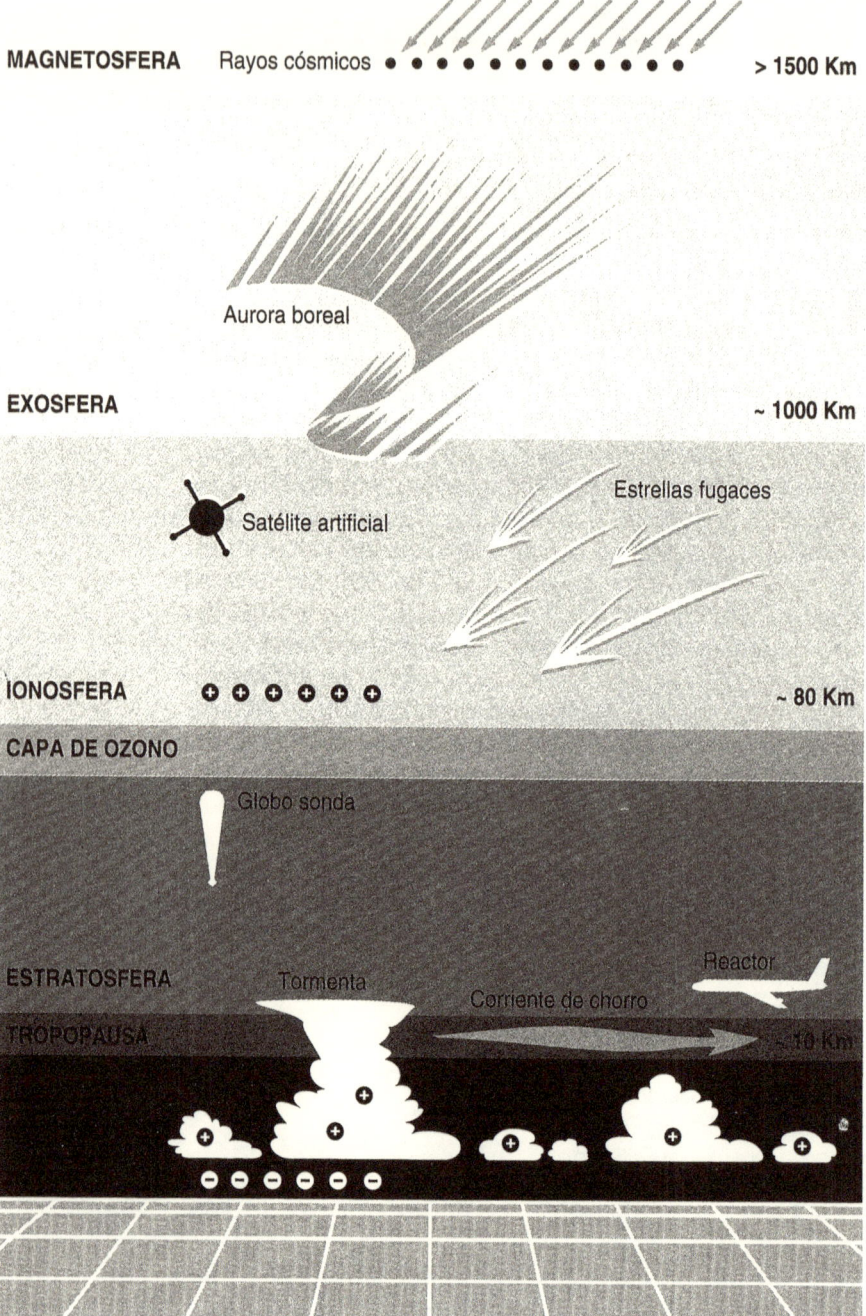

MAGNETOSFERA Rayos cósmicos **> 1500 Km**

Aurora boreal

EXOSFERA **~ 1000 Km**

Satélite artificial

Estrellas fugaces

IONOSFERA **~ 80 Km**

CAPA DE OZONO

Globo sonda

ESTRATOSFERA Tormenta Corriente de chorro Reactor

TROPOPAUSA **~ 10 Km**

es una capa poco densa y muy estable, el aire ya es muy enrarecido y casi irrespirable, los movimientos verticales del aire son escasos y apenas hay nubes. En la estratosfera es donde preferentemente vuelan los aviones reactores comerciales, por encima del huracán y formando estratos con sus estelas de condensación en el cielo.

A más altura, con el aire progresivamente más enrarecido, encontramos otra capa, la ionosfera, a partir de 80 km de altura, sin nubes, prácticamente sólo contiene los gases más ligeros como helio e hidrógeno. La ionosfera es muy conductora y está polarizada positivamente, es decir, tiene carga eléctrica positiva (+). La ionización es más intensa cerca de los polos, donde se generan las magníficas auroras boreales. En este nivel encontramos la capa de ozono, que actúa como un filtro protector que detiene la mayor parte de la radiación cósmica nociva. La fuerte ionización forma diversas capas capaces de reflejar, como un espejo, las ondas de radio hacia la Tierra, y permite las telecomunicaciones.

Por encima de los 1.000 km encontramos la exosfera, prácticamente el vacío absoluto, donde, debido al intensísimo bombardeo de los rayos cósmicos, sólo existen escasos átomos fuertemente ionizados. Dado el alto nivel de la energía cósmica las substancias están en forma iónica, pues no es posible la existencia de moléculas a la temperatura de 2.500 °C. Esta es una capa muy poco conocida y por encima sólo se encuentra la magnetosfera que se extiende por miles de kilómetros, una capa envolvente puramente energética y donde ya no existen trazas de aire.

Tensión eléctrica atmosférica

En la atmósfera se puede medir una gran tensión eléctrica o diferencia de potencial, que puede alcanzar entre los 300.000 y 400.000 V entre la ionosfera y el suelo. Por ello, cada día unas 50.000 tormentas vienen a descargar esta enorme tensión sobre el planeta. Los rayos y truenos son el reflejo de esa constante interacción eléctrica dentro de la atmósfera y con la corteza terrestre.

En la atmósfera se produce un flujo continuo de cargas y descargas eléctricas, pues, en general, los iones negativos (−) suben atraídos por la diferencia de potencial con la ionosfera −es lo que llamamos el rayo precursor–, y los

Figura 34
(Página anterior)
Las diversas capas de la atmósfera

Por el intenso bombardeo de los rayos cósmicos, en la ionosfera las partículas atmosféricas están a alta temperatura, entre 550 y 800 °C de día, y unos 150 °C durante la noche

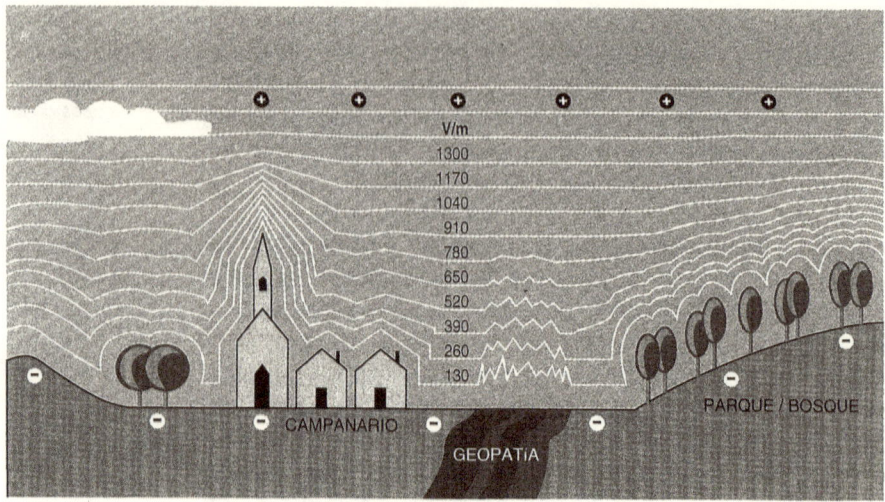

V/m
1300
1170
1040
910
780
650
520
390
260
130

CAMPANARIO

GEOPATÍA

PARQUE / BOSQUE

Figura 35
El potencial
eléctrico de la
atmósfera crece
con la altura

iones positivos (**+**) descienden hacia el suelo y, cuando la tensión es máxima, se produce la descarga que denominamos rayo.

Se observa que el rayo tiende a descargar en las puntas, como las cimas de las montañas, las copas de los árboles altos y aislados, los edificios más altos, pero la descarga del rayo también se concentra sobre las corrientes de agua subterránea, vetas metalíferas y otras anomalías geológicas, en general en aquel lugar del suelo donde se genera mayor ionización y gran potencial eléctrico.

La atmósfera presenta con buen tiempo una diferencia de potencial, a ras de suelo, de 120-130 Voltios por metro. Pero con situación anticiclónica, con altas presiones, el aire seco y el exceso de radiación solar aumentan la tensión eléctrica y la ionización positiva (**+**).

En el frente de una tormenta, la tensión eléctrica se puede elevar hasta 20.000 e incluso más de 40.000 V/m. Es el momento en que todos nos sentimos inquietos, con ahogos, muy desasosegados y potencialmente agresivos, a causa del gran estrés electromagnético; decimos que "está el aire cargado..." Realmente la atmósfera de tormenta tiene una gran carga eléctrica positiva (**+**), pero después de la borrasca, gracias a la descarga de la lluvia, el ambiente se vuelve más húmedo y recupera su polaridad negativa (**-**), la atmósfera se refresca permitiendo el relax y el descanso profundo.

Nuestro cuerpo es también una máquina bioeléctrica, está polarizada eléctricamente, y toda la actividad electromagnética del entorno nos afecta. Utilizando un sencillo voltímetro sobre el cuerpo de una persona se observa una diferencia de potencial de 150 hasta 200 V de pies a cabeza, respondiendo a la carga atmosférica externa, estando en posición vertical y en contacto con el suelo, o sea haciendo tierra. Por el contrario, caminando sobre un suelo aislante como el asfalto, o calzados con materiales sintéticos, esta carga puede llegar hasta 20-30 000 V. Esta tensión se reduce rápidamente a sólo 20-30 V al tumbarse sobre el césped, produciéndose una descarga eléctrica que favorece el relax y el descanso.

Este campo electroatmosférico es fluctuante, y tiene ritmo propio, vibra con una frecuencia fundamental, llamada Onda de Schumann, de 7,8 Hz. Esta onda es un referente bioarmónico similar a un péndulo, con un efecto equilibrador de muchos procesos biológicos y de la cual estamos casi completamente aislados en las ciudades.

Figura 36
El voltaje eléctrico del cuerpo humano varía con la postura

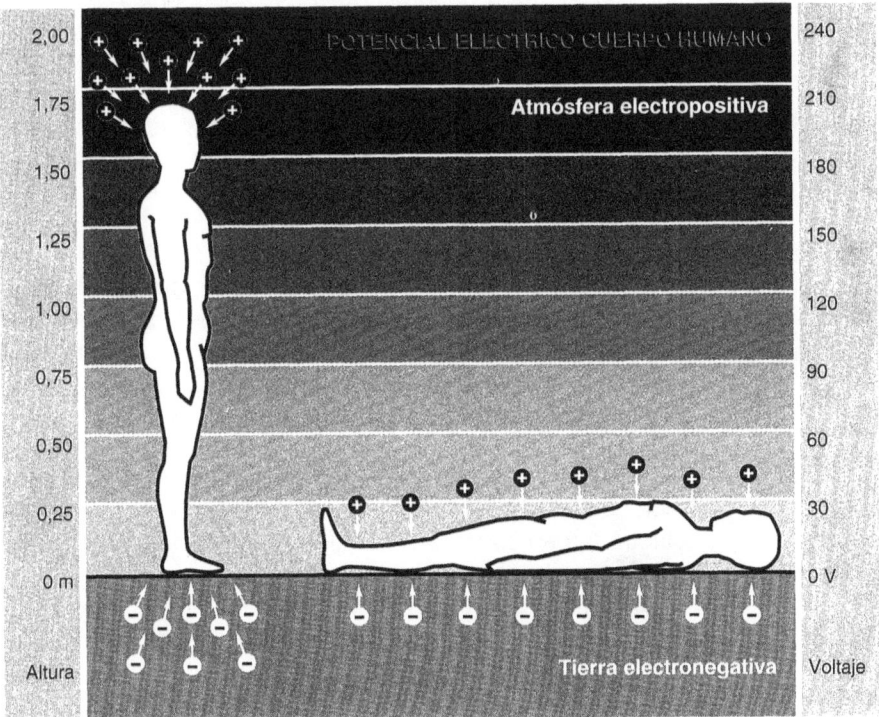

2,00 — 240
1,75 — 210
Atmósfera electropositiva
1,50 — 180
1,25 — 150
1,00 — 120
0,75 — 90
0,50 — 60
0,25 — 30
0 m — 0 V
Altura — **Tierra electronegativa** — Voltaje

POTENCIAL ELÉCTRICO CUERPO HUMANO

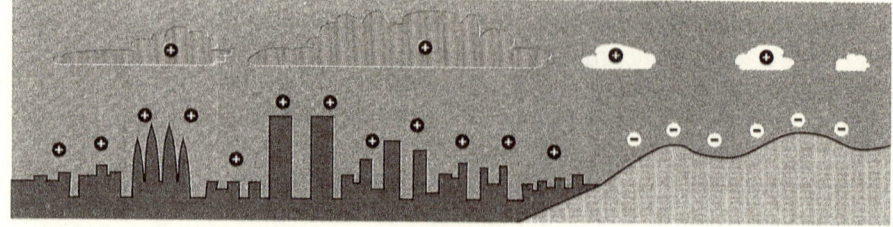

Figura 37
La contaminación satura la atmósfera urbana de iones positivos

Ionización atmosférica

Con buen tiempo se observa en la atmósfera una concentración normal de 1.000-2.000 iones/cm³, con una proporción de 5 iones positivos por cada 4 negativos. Pero el ambiente es más saludable cuando predominan los iones negativos, que llamamos "iones felices"; como en el bosque, en una fuente termal, a la orilla de un arroyo de montaña o al lado de una cascada.

No es por casualidad que millones de parejas elijan cada año, para su Luna de miel, entornos tan relajantes como las cataratas del Niágara, donde se produce una enorme cantidad de iones (hasta 400.000 iones/ cm³), con predominio de los negativos, a fin de asegurarse la felicidad y el relax.

Igualmente, los balnearios, hasta hace poco casi olvidados, han visto un incremento de los clientes termales; este renacimiento termal está en directa relación con el incremento del estrés en el entorno urbano, debido al ritmo de vida agitado y a las múltiples causas de contaminación, visible e invisible, presentes en el hábitat.

En su estado natural, todos los átomos y las moléculas tienden a estar neutros, equilibrados eléctricamente, con tantos electrones (–) como protones (+)

Los iones presentes en nuestra atmósfera pueden ser moléculas o átomos con carga eléctrica debido al bombardeo de los rayos cósmicos u otra fuente de alta energía, como la radiactividad, capaz de generar electrones libres.

Recordemos que se produce un ión positivo o catión, cuando la capa cortical pierde uno o más electrones por un impacto de alta energía; los aniones son los átomos o moléculas cargados negativamente, o sea con exceso de electrones en su capa cortical, o bien pueden ser electrones libres.

El equilibrio eléctrico de la atmósfera es inestable, varía constantemente con la meteorología; las tormentas y los vientos dominantes modifican el equilibrio iónico y esos cambios nos afectan a nivel fisiológico y psicológico.

■ Espectro electromagnético
Energías visibles e invisibles

9. Energías de alta frecuencia

El espectro electromagnético

Estamos sumergidos en un mundo de radiaciones, que se puede visualizar de manera similar al teclado de un piano, como un espectro musical, de graves a agudos. En el centro de este espectro se encuentran las siete octavas perceptibles con los sentidos, los siete colores visibles del arco iris. De menor a mayor frecuencia de onda, el ojo humano puede ver el rojo, el anaranjado, el amarillo, el verde, el azul, el añil y el violeta.

Por debajo del rojo se encuentran los colores o frecuencias más bajas, invisibles al ojo humano, lo que en nuestro piano llamaríamos infrasonidos. Encontramos primero el infrarrojo y las microondas que percibimos como calor, luego las ondas de radio y las ondas extralargas, o

Figura 38
El arco iris es la parte visible del espectro electromagnético

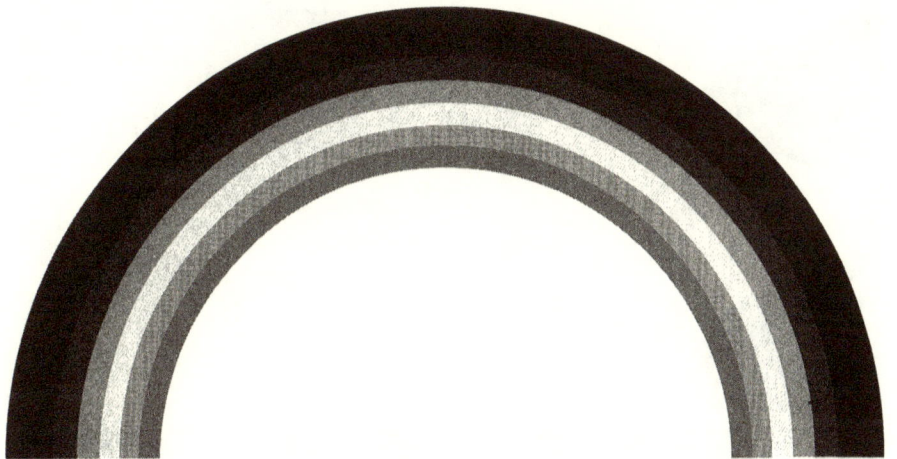

ESPECTRO ELECTROMAGNÉTICO

Longitud de onda	Banda		Frecuencia	
0 Å	ALTA FRECUENCIA	Desconocido	Infinito	RAD. IONIZANTES
0,0003 Å		**Rayos cósmicos**	10^9 THz	
0,03 Å		**Rayos gamma**	10^8 THz	
30 Å		**Rayos X**	10^5 THz	
3.000 Å	LUZ	**Ultravioleta** Luz Visible	10^3 THz	
1 mm		**Infrarrojo**	300 GHz	RADIACIONES NO IONIZANTES
1 cm	MICROONDAS	**EHF**	30 GHz	
10 cm		**SHF**	3 GHz	
1 m		**UHF**	300 MHz	
10 m	RADIO FRECUENCIAS	**VHF**	30 MHz	
100 m		**HF**	3 MHz	
1 Km		**MF**	300 KHz	
10 Km		**LF**	30 KHz	
100 Km		**VLF**	3 KHz	
1.000 Km		**SLF**	300Hz	
10.000 Km		**ELF**	30Hz	
Infinito			0 Hz	

74

ELF *(extremely low frequency)* que resultan imperceptibles a los sentidos convencionales.

Por encima del violeta, de modo similar a los ultrasonidos, muy agudos, de nuestro piano, se encuentra la banda del ultravioleta, UVA, UVB y UVC. Ondas cada vez más cortas y peligrosas, invisibles a nuestros ojos pero con visibles efectos bronceadores en nuestras células fotorreceptoras cutáneas, los melanocitos.

Después del UV, con más alta frecuencia y longitudes de onda muy cortas, están los rayos X y, más allá, los rayos gamma. Estas ondas tienen efectos biológicos cada vez más penetrantes y nocivos en la materia viva. Finalmente, la radiación cósmica, de efectos poco conocidos y cada vez con más alta energía, como los rayos de neutrones capaces de atravesar todo el planeta.

Figura 39
(Página anterior)
El espectro electromagnético es un abanico de vibraciones visibles e invisibles

Radiaciones ionizantes

Considerando sus efectos electroquímicos sobre la materia, las radiaciones se dividen en radiaciones ionizantes y no ionizantes, en función de su capacidad energética para arrancar electrones de la capa cortical de un átomo. Las radiaciones ionizantes producen el desequilibrio eléctrico de átomos y moléculas, lo que los vuelve eléctricamente activos y muy agresivos químicamente.

En condiciones normales, en la naturaleza no estamos expuestos apenas a esta banda de radiación. Pero por el deterioro progresivo de la capa de ozono, se ha reducido su capacidad de filtrar las ondas más penetrantes de la radiación cósmica. Esto provoca que crezca cada día la

Ondas, longitud y frecuencia

Frecuencia de una onda, f, es el número de veces que una onda oscila o vibra cada segundo y se mide en Herzios, Hz (ciclos por segundo). Longitud de onda, λ (lambda), es la distancia entre dos crestas de una onda (metros).

A medida que aumenta la frecuencia, proporcionalmente se hace más corta la longitud de onda, de acuerdo con la fórmula, longitud=velocidad de la luz/frecuencia ($\lambda = c / f$), y la radiación se hace más aguda y penetrante sobre la materia, aumentando sus efectos biológicos.

exposición a radiaciones ionizantes procedentes de la alta atmósfera, siendo la intensidad muy importante en las horas centrales del día.

La radiación de alta frecuencia tiene el nivel de energía suficiente para arrancar electrones (–) de la corteza de los átomos, ionizarlos y desequilibrarlos eléctricamente convirtiéndolos en agresivos iones con carga positiva (+), que son muy activos a nivel electroquímico y que alteran el equilibrio biológico.

Las radiaciones de baja frecuencia no tienen efectos ionizantes, por debajo de la frecuencia del ultravioleta las radiaciones no tienen suficiente nivel de energía para producir ionización. Observamos los efectos ionizantes sobre la materia a partir de altos niveles de energía, que corresponden a la banda alta del ultravioleta, los peligrosos UVB y UVC, los rayos X, los rayos gamma y las frecuencias superiores como los rayos cósmicos. Las radiaciones tienen efectos ionizantes a partir de 12,4 eV de energía y con longitudes de onda menores de 100 nanómetros (nm).

Las radiaciones ionizantes son también emitidas por los productos radiactivos de una central nuclear (uranio, plutonio) o los usados en radioterapia* (radio, estroncio, cobalto), que tienen un alto nivel de energía capaz de romper átomos, destruir las células o producir mutaciones en la cadena del ADN, con potenciales efectos cancerígenos y de malformación congénita.

Desde el inicio de la Era Atómica, en 1950, es bien conocido el efecto mutágeno, teratógeno y cancerígeno de

Figura 40
Antes de ser alterado por la radiación el átomo es neutro eléctricamente En el átomo ionizado los rayos cósmicos han arrancado un electrón, resultando un ión positivo

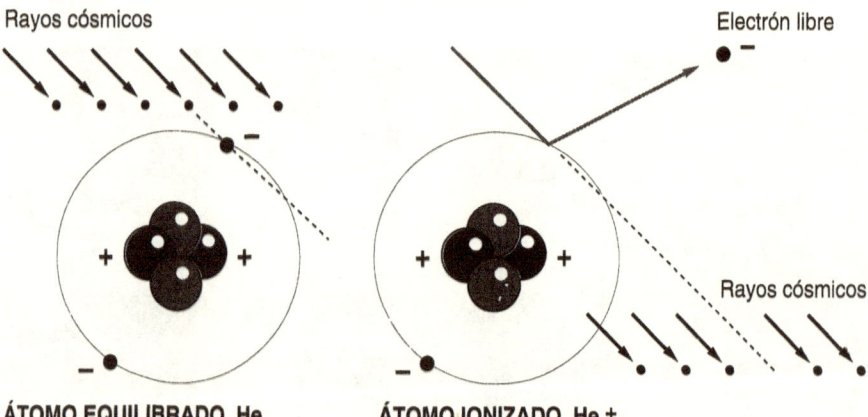

Rayos cósmicos

Electrón libre

Rayos cósmicos

ÁTOMO EQUILIBRADO. He

ÁTOMO IONIZADO. He +

las radiaciones ionizantes. Hemos aprendido a protegernos de ellas y progresivamente se han reducido las dosis legalmente toleradas de radiactividad. Existen normativas que controlan la seguridad radiactiva tanto en el sector industrial como en el ambiente médico, dados los efectos acumulativos de las radiaciones ionizantes y su relación con el riesgo de diferentes tipos de cáncer.

La radiactividad

La radiactividad procede de la desintegración de los átomos. Puede ser natural o bien artificial, por influjo de una energía externa, como un bombardeo de partículas de alta velocidad como los rayos cósmicos, o como las producidas en un acelerador de partículas.

Al romperse, el átomo emite radiaciones Alfa (α), Beta (β) y Gamma (γ). La radiación Alfa está constituida por un ión positivo He++ –núcleo de Helio–, o sea dos protones y dos neutrones, desprovistos de la capa de electrones, con gran masa y dos cargas eléctricas positivas.

La radiación Beta es un flujo de electrones a alta velocidad, con apenas masa y con una carga eléctrica negativa.

La radiación Gamma no tiene un componente material, es una onda electromagnética como la luz, de onda muy corta y muy alta frecuencia; este es el componente más nocivo de la radiactividad, por ser muy penetrante.

Cuando se desintegran los átomos se producen

Figura 41
Un neutrón impacta contra un átomo de U235 y produce nuevos neutrones que continúan la reacción en cadena

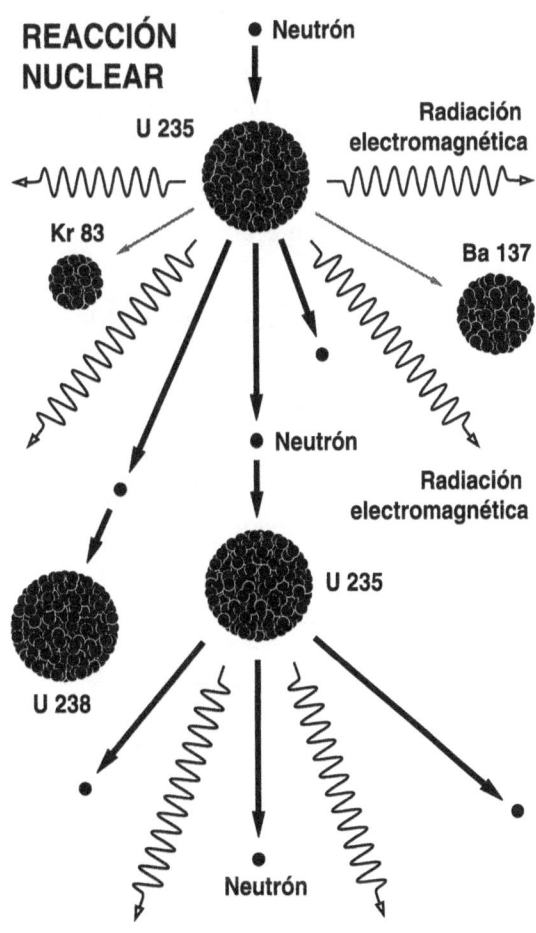

REACCIÓN NUCLEAR

• Neutrón

U 235

Radiación electromagnética

Kr 83

Ba 137

• Neutrón

Radiación electromagnética

U 235

U 238

• Neutrón

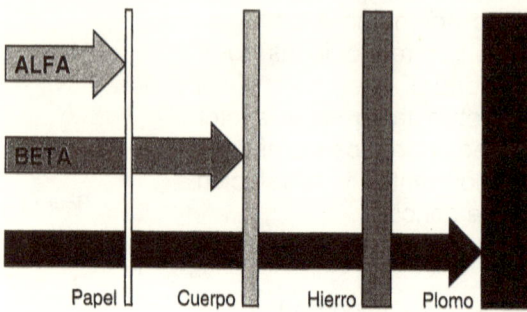

Papel   Cuerpo   Hierro   Plomo

Figura 42
Una hoja de papel detiene la radiación α, la radiación β puede penetrar algunos milímetros en la piel, la radiación γ atraviesa el hierro y es preciso medio metro de plomo para detenerla

nuevos elementos. Es típica la cadena de desintegración a partir del uranio U_{238} y radio Ra_{226}, hasta transformarse en radón Rn_{222}, un elemento radiactivo que puede estar presente en nuestro hábitat. Finalmente, todos los elementos radiactivos acaban convirtiéndose en plomo, Pb, que es un elemento estable.

El efecto de la radiactividad sobre los tejidos vivos se mide generalmente en Sievert, siendo 1 Sv=1 julio/kg de materia viva, o también en Rem, donde 1 R=0,01 Sv, con frecuencia se usa el miliRem. A efectos de salud lo que interesa es la dosis absorbida a largo plazo, los miliRem/año absorbidos por una persona. La máxima dosis tolerable de radiactividad admitida por la Organización Mundial de la Salud, OMS, es de 500 mR/año, que es la recomendada por la Comunidad Europea. Sin embargo en Gran Bretaña, con una legislación más restrictiva, la dosis máxima admitida es de 250 mRem/año.

Radiactividad natural

Como hemos adelantado en la introducción (ver pág. 18), la radiactividad es natural y está presente en todo el planeta, pero no está distribuida por igual. Una parte de la radiactividad proviene de la radiación cósmica (representa alrededor del 15%), pero sus efectos son distintos según la altitud. Los montañeses están más expuestos a la radiación cósmica que los pescadores: al nivel del mar la capa atmosférica es más gruesa y más densa y absorbe una gran parte de las radiaciones peligrosas; en la alta montaña la atmósfera es más tenue y filtra un menor porcentaje de radiación.

Una radiografía aporta una radiación extra de 130-150 mRem

Por la misma razón, las azafatas y pilotos de aerolíneas que vuelan habitualmente en la estratosfera (≈10.000 m), reciben una dosis extra de radiactividad, que introduce un gran factor de riesgo de enfermedades degenerativas y limita su vida profesional. Se considera que cada 1.000 km de vuelo estratosférico (un puente aéreo), por encima de la capa de ozono, significa una radiación extra de 150 mRem.

La radiación de fondo, o sea la radiactividad natural del terreno, es más baja en los terrenos margosos, entre 30 y 40 mRem/año; los terrenos calcáreos tienen entre 70 y 90 mRem/año; en arcillas varía entre 100 y 120 mRem/año, mientras que en los terrenos graníticos alcanza 160 y hasta 250 mRem/año.

En general, la radiactividad del suelo representa del 30 al 50% de la radiación total recibida, y depende de la geología subyacente. Más intensa en las montañas y en las tierras altas, siempre muy duras y pobres como hábitat, que en las llanuras o en las costas, fértiles y prósperas, favorables para la vida humana. Las comarcas donde predomina el granito, como Galicia y en especial Orense, tienen una alta radiactividad natural y sus habitantes están adaptados genéticamente a ella por generaciones. Sus habitantes en cualquier otro ecosistema encontrarán menor radiactividad, quizá esto explique la emigración gallega, huyen de las malas tierras y por su gran capacidad de trabajo y vita-

Figura 43
La radiactividad
se reparte
de manera muy
desigual sobre
el territorio
peninsular
español

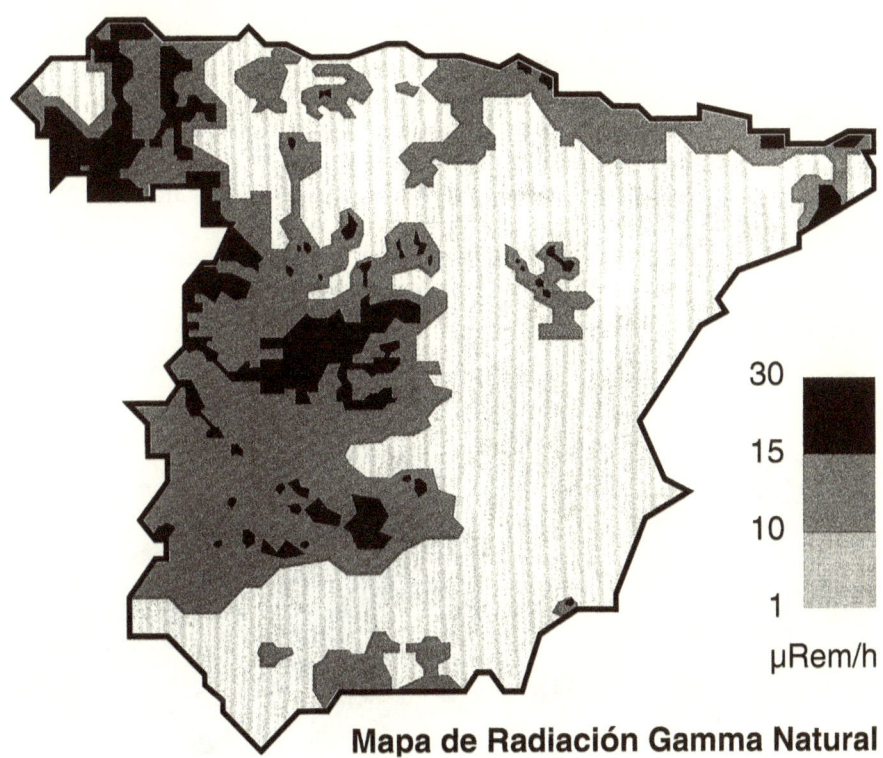

30
15
10
1
μRem/h

Mapa de Radiación Gamma Natural

lidad triunfan en otras tierras de telurismo más benigno. Por el contrario, si un habitante de una comarca benigna, como el Penedés (Cataluña), se traslada a Orense, acusará pronto la agresión de un ambiente tan radiactivo, sus defensas se verán minadas, se reducirá su energía vital, que no estará plenamente disponible para el trabajo diario, y correrá riesgo de enfermar.

Podemos recibir la radiactividad exponiéndonos directamente a las radiaciones naturales o artificiales, o bien absorbiendo los propios materiales radiactivos a nivel físico, ya sea por contaminación directa por contacto cutáneo, respirándolos por vía pulmonar o ingiriéndolos en los alimentos contaminados.

En la atmósfera se encuentran diversos isótopos radiactivos naturales que, como el Carbono 14, son debidos a las desintegraciones atómicas que se producen en la alta atmósfera como consecuencia del bimbardeo de partículas de alta energía de los rayos cósmicos.

Radiactividad artificial

Figura 44
Las centrales nucleares incrementan la radiactividad de fondo

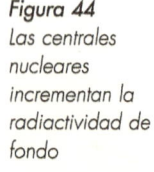

Múltiples fuentes de radiactividad artificial presentes en el hogar y en el trabajo, emiten rayos X y rayos Gamma. Por ejemplo, todos los tubos de rayos catódicos utilizados en las pantallas de televisión o los monitores de ordenador, a pesar de las crecientes medidas de seguridad, siempre emiten pequeñas dosis de rayos X.

El incremento de la radiactividad por causas artificiales

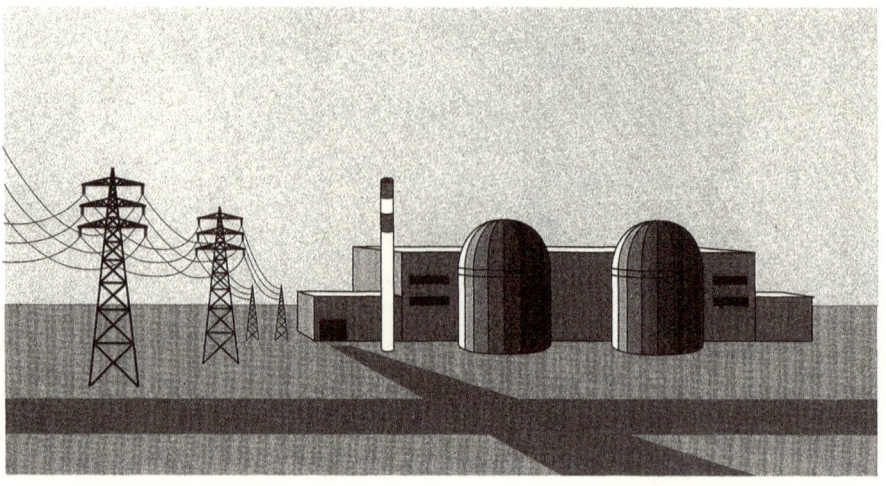

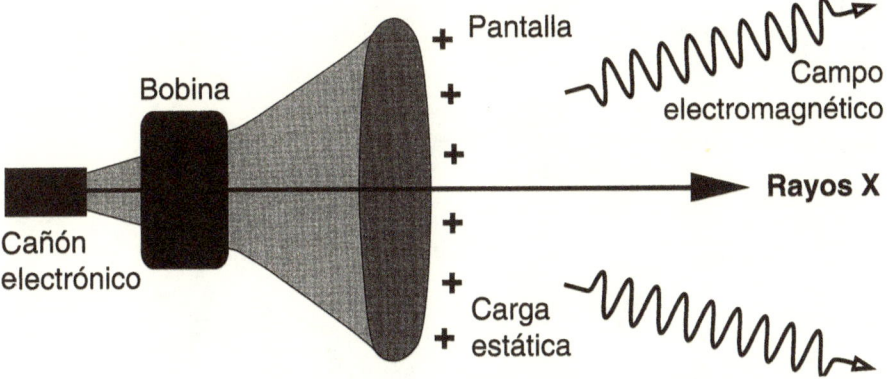

Figura 45
Los monitores
son una fuente
frecuente de
radiación

ha roto el equilibrio del ser humano con el planeta y es causa de un incremento exponencial de las patologías degenerativas.

La radiactividad está presente en múltiples aplicaciones que la tecnología nos aporta:

- Centrales nucleares.
- Desechos radiactivos de centrales nucleares y hospitales.
- Cementerios nucleares.
- Rayos X, radiografía, radiología.
- Escáner, tomografía axial computerizada.
- Isótopos médicos, radio y cobalto, gammagrafías.
- Pararrayos radiactivos.
- Detectores de humos.
- Esferas luminiscentes de relojes.
- Pinturas radioluminiscentes con óxido de uranio.
- Tubos de rayos catódicos.
- Monitores de televisión y ordenadores.
- Materiales de construcción.
- Materiales de decoración.

Gas radón

Una dosis importante de radiación en la casa la produce el invisible gas radón. Es un gas noble incoloro, inodoro, insípido y más pesado que el aire, que surge continuamente del subsuelo, procedente del substrato geológico. Especialmente abundante en terrenos permeables y en la vertical de fallas, fracturas o diaclasas, y sobre corrientes de agua subterráneas, el gas radón se acumula por su gran densidad en las zonas más bajas.

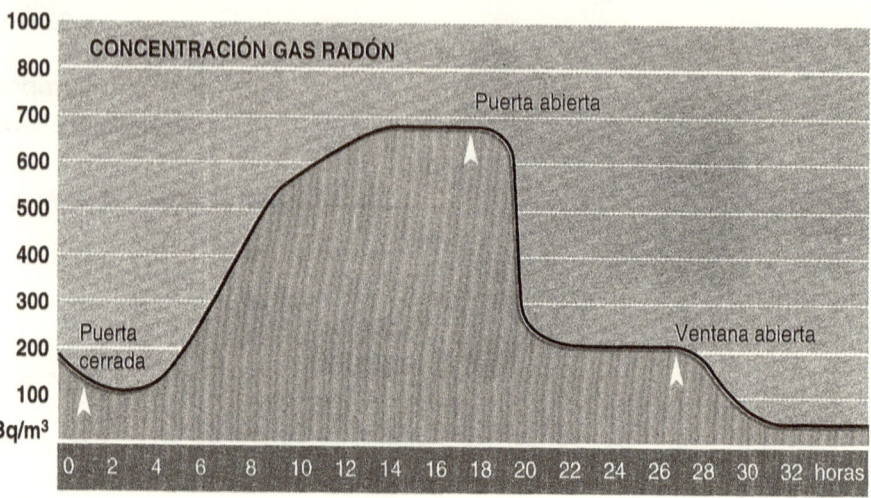

CONCENTRACIÓN GAS RADÓN

Figura 46
La ventilación fre-
cuente permite
eliminar el riesgo
del gas radón

El gas natural o las aguas captadas a mucha profundidad también llevan cierta proporción de radón disuelto e incrementan la dosis total de radiactividad. La dosis absorbida puede ser muy alta en una terma o piscina cubierta, o en el cuarto de baño, y mucho menor en la cocina o la sala de estar, en función de la cantidad de agua presente.

En la naturaleza, el gas radón no representa un problema grave ya que se dispersa por el régimen de vientos, pero en el hábitat urbano construido sin un estudio geobiológico del subsuelo, tiende a acumularse en todos los espacios bajos y cerrados, como sótanos, garajes, minas, aljibes, bodegas y cavas, incrementando hasta miles de veces la radiación respecto a los espacios abiertos.

El radón nos afecta especialmente por sus descendientes o radionucleidos, también radiactivos. El efecto del gas radón se acentúa en los modernos edificios totalmente climatizados, todo acero y cristal, donde no existe apenas ventilación exterior; generalmente es imposible abrir las ventanas. Esta tipología de edificios contribuye a la generación de las domopatías, o patologías del hábitat, típicas del Síndrome del Edificio Enfermo, que hemos visto en el capítulo 3.

El gas radón
puede presentar-
se en dos varie-
dades o isótopos,
el Rn222 proce-
dente de la desin-
tegración del
U238, y el Rn220
que desciende
del Th232

Dado el impacto sobre la salud del gas radón, como método preventivo es aconsejable un estudio del subsuelo para construir las nuevas viviendas en un buen sitio bajo en radiactividad. Además es necesario construir cámaras ais-

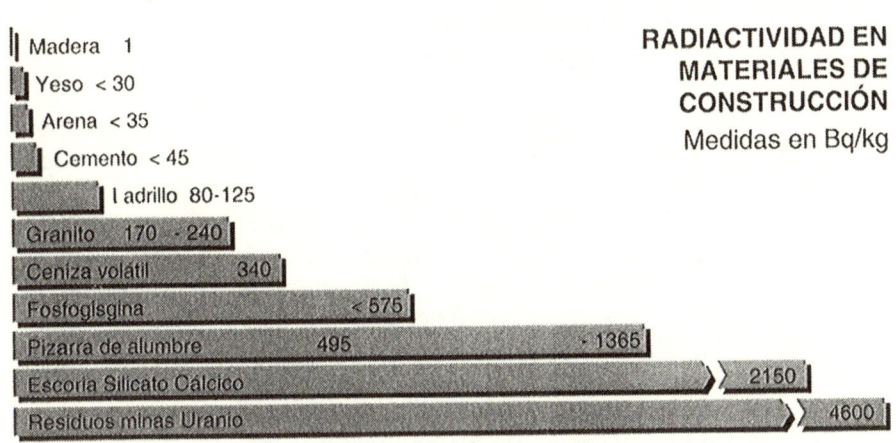

RADIACTIVIDAD EN MATERIALES DE CONSTRUCCIÓN
Medidas en Bq/kg

Madera 1
Yeso < 30
Arena < 35
Cemento < 45
Ladrillo 80-125
Granito 170 - 240
Ceniza volátil 340
Fosfoglsgina < 575
Pizarra de alumbre 495 - 1365
Escoria Silicato Cálcico 2150
Residuos minas Uranio 4600

Figura 47
Ciertos materiales de construcción aportan una gran dosis de radiactividad

lantes autoventiladas bajo los cimientos. En las viviendas existentes se puede atenuar el impacto del gas radón realizando una adecuada ventilación y colocando rejillas en todos los espacios cerrados, evitando así que se acumule.

Materiales de construcción radiactivos

La mayor parte de la radiactividad de la corteza terrestre procede del uranio y el torio, elementos presentes en pequeña proporción en muchos minerales corrientes, por lo que entran en nuestra casa a través de los materiales de construcción.

Los materiales comunes usados en la construcción de la casa pueden incrementar la dosis de radiactividad. Sabemos que el uso de granito, piedra pómez o pizarras, muy tradicional en ciertas zonas, aumenta esta radiación dentro de la casa, al contrario que el uso de la madera y otros materiales biológicos que la reducen.

El hormigón es muchas veces el responsable de una alta dosis de radiactividad, al incorporar escorias de altos hornos, o cenizas de centrales térmicas, muy radiactivas.

Estamos rodeados de múltiples materiales radiactivos: rocas como el granito, basalto, esquisto o pórfido, emiten una alta dosis de radiación.

Pero también el familiar gres y ciertos esmaltes vitrificados, especialmente los vidriados rojos o naranjas, son altamente radiactivos; por ejemplo el granito rojo o rosa puede irradiar hasta 240 mRem/año, más del doble de la radiación de fondo media en España.

83

Patologías por radiaciones

El incremento de las enfermedades degenerativas, como cánceres de todo tipo, tiene una relación directa con la presencia creciente de tecnopatías, patologías ambientales de origen técnico, que ha introducido nuestra civilización en este siglo.

La presencia de múltiples contaminantes en el hábitat, tanto químicos como energéticos, básicamente el *electrosmog* y también la presión del ruido ambiental, produce un efecto sinérgico. Es decir, un factor multiplicador de las patologías, a lo que se suma el efecto psicosomático del estrés, en una vida progresivamente más urbana y acelerada que disminuye aún más la eficacia de nuestras defensas naturales.

Según ensayos realizados por el Instituto de Higiene Radiológica de la Oficina Federal de la Salud de Berlín, los materiales de construcción introducen en la casa hasta 70 miliRem/año, incrementando en un 33% la radiactividad de fondo natural.

La radiactividad, por su efecto ionizante, aumenta su peligrosidad para los seres vivos en directa proporción al tiempo total de exposición. Progresivamente se ha ido reduciendo la dosis legal tolerada en todos los países, y hoy podemos afirmar que no existe una dosis de radiactividad de riesgo cero: incluso en las intensidades más bajas, las dosis de radiación pueden producir mutaciones genéticas.

La radiación acumulada lentamente, durante un largo período de tiempo, resulta tan peligrosa como la misma exposición recibida en una sola dosis, por lo que se aconseja evitar cualquier sobreexposición por encima de la radiación de fondo natural de nuestra comarca, a la que estamos genéticamente adaptados durante generaciones.

La radiactividad puede producir efectos somáticos, dañando los órganos, con efectos a corto plazo sobre el individuo. Diversos tipos de leucemia pueden aparecer tras tres o cinco años de exposición, pero otros tipos de cáncer pueden tardar hasta veinte años en aparecer. Y también puede generar efectos genéticos sobre la especie humana, que sólo se verán en las próximas generaciones.

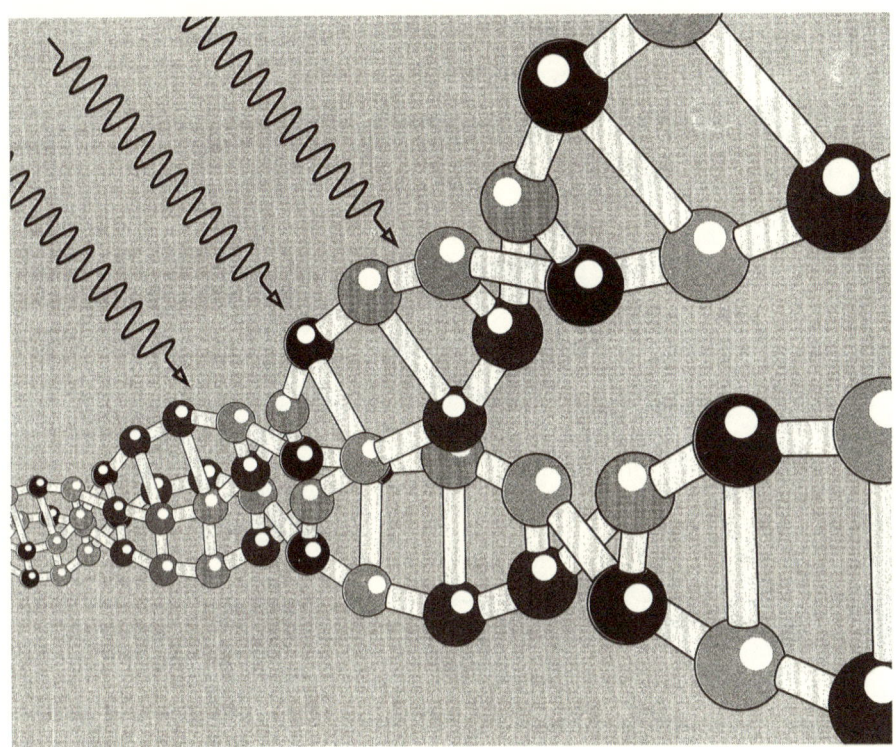

Cuando la mutación del ADN afecta a las células reproductoras, sus efectos se manifiestan en nuestros hijos y nuestros nietos, comprometiendo el futuro de nuestra descendencia.

Figura 48
La radiactividad puede dañar el patrimonio genético

Radiaciones ultravioleta

Esta zona de radiaciones, la luz ultravioleta (UV), se sitúa entre los rayos X y el extremo superior de la luz visible, el color violeta. Esta banda del espectro de radiaciones es invisible para nuestros ojos, pero nuestra piel, como todo el mundo vegetal, percibe la luz ultravioleta y reacciona ante ella.

La luz ultravioleta, junto a la luz visible, participa en la fotosíntesis, básica para el mundo vegetal y por tanto para nuestra alimentación. Interviene también en la síntesis de la vitamina D en nuestra piel, y es la causa de la aparición del bronceado cutáneo ya que nuestra piel produce la melanina como filtro natural protector frente a esta radiación.

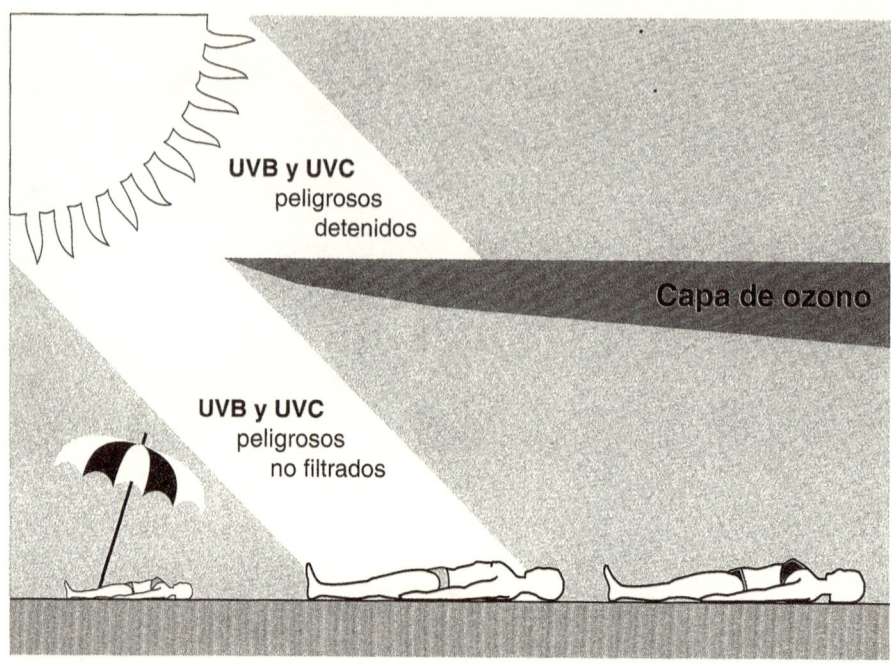

UVB y UVC
peligrosos
detenidos

Capa de ozono

UVB y UVC
peligrosos
no filtrados

Figura 49
El deterioro de la
capa de ozono
incrementa
el riesgo de
contraer cáncer
de piel

Como preven-
ción, debemos
reducir al máximo
la exposición a la
luz del Sol en las
horas centrales
del mediodía, de
12 a 16 h, aun
empleando una
crema con
alto factor de
protección

Se suele dividir en tres bandas, UVA, de menor frecuencia y UVB y UVC de frecuencia más alta que ya se confunden con los rayos X Los rayos UVA son tolerables por la piel y son los responsables del bronceado. Pero los UVB y UVC son muy peligrosos, pues presentan propiedades ionizantes, y pueden causar fácilmente graves quemaduras en profundidad, con daños pulmonares y alteraciones celulares profundas.

La radiación UVC, situada entre los 200 y 290 nm, es la más peligrosa, en cuanto a sus efectos biológicos, debido a su mayor frecuencia y energía en comparación con las frecuencias ultravioletas menores. Los rayos UVC generalmente son frenados en su totalidad por la capa de ozono por lo que no tienen incidencia en las personas, pero esta radiación puede estar presente en los aparatos generadores de ultravioletas, elevando el riesgo carcinogénico, por lo que debe ser controlada en el mantenimiento.

La cultura del solarium, el querer estar bronceado a cualquier precio, presenta hoy un alto riesgo, pues los rayos UVB y UVC que antes eran frenados en la ionosfera por la capa de ozono, nos llegan en mayor cantidad a la superficie terrestre a causa del agujero de ozono. Este es un adelgazamiento de la capa de ozono, causado principalmente por la contaminación por gases CFC, procedentes de los sprays, espumas aislantes y refrigeradores, que ha mermado su función natural de filtro protector.

Existe un riesgo creciente de contraer cáncer, especialmente de piel, y puede relacionarse la sobreexposición a los UV con la aparición de daños oculares como queratitis, fotofobia y cataratas

Además del Sol tenemos múltiples focos de radiación UV artificiales, como son los escáneres y fotocopiadoras, los reflectores de alta potencia de espectáculos, los flashes de discoteca, las lámparas bactericidas, los tubos fluorescentes y los solariums artificiales.

En comparación con la tremenda agresividad de las radiaciones ionizantes, se ha afirmado que las radiaciones no ionizantes eran inocuas o casi, y hasta el presente no se

Efecto acumulativo de las radiaciones

Se conoce desde los años 50 el efecto acumulativo de las radiaciones ionizantes como la radiactividad. El personal expuesto a radiación está obligado a llevar siempre encima un contador de radiactividad, llamado dosímetro, en todas las instalaciones de alto riesgo radiactivo, como centrales atómicas, centros de radioterapia, etc.

Hoy la investigación biomédica descubre también un efecto acumulativo en las radiaciones ultravioleta, tanto UVA, UVB y UVC, de modo que será el total de radiación, solar o artificial, que una persona ha tomado en su vida, lo que determina el riesgo de desarrollar un melanoma y otros cánceres de piel; este efecto nocivo de los ultravioleta es mayor hoy en día debido al deterioro de la capa de ozono.

Un efecto similar se produce con todo tipo de radiaciones, en cualquier frecuencia del espectro electromagnético, de modo que debemos sumar la exposición a todo tipo de emisiones, frecuencia, intensidad y duración de las mismas, para conocer nuestro factor de riesgo personal. Por supuesto, este factor de riesgo es proporcional al tiempo de exposición y es mayor para las radiaciones ionizantes, de muy alta frecuencia, que son las radiaciones de más alto riesgo, por ser más penetrantes.

ha tomado ninguna medida de protección y prácticamente no existen normativas que limiten las emisiones en baja frecuencia.

En los siguientes capítulos veremos los riesgos de los campos electromagnéticos de baja frecuencia. No debemos despreciar el riesgo de estas radiaciones, ya que actualmente estamos expuestos continuamente a ellas, de manera inadvertida. Se trata de un nueva contaminación invisible, no estamos alerta ante ella y la dosis absorbida constantemente resulta excesiva para el organismo.

10. Energías de baja frecuencia

La luz visible

La luz visible está en el centro del espectro electromagnético, una estrecha franja de frecuencias electromagnéticas entre las bandas de alta frecuencia que ya hemos estudiado, y las radiaciones de baja frecuencia.

La descomposición de la luz a través de un prisma nos permite ver los siete colores del arco iris. Esta parte del espectro electromagnético constituye la única zona perceptible por nuestros ojos. La denominamos luz visible, para diferenciarla de la luz ultravioleta o de la infrarroja sólo perceptibles por los sensores de la piel o por los ojos de algunos animales.

La luz visible es una forma de energía electromagnética para la cual poseemos unos sensores muy diferenciados, nuestros ojos. Unos órganos muy especializados que nos permiten percibir todos los matices del paisaje. Nuestra retina es un sofisticado fotorreceptor, similar al sensor CCD de una cámara de vídeo, especializado en captar esta banda del espectro electromagnético.

Figura 50
El prisma de cristal, como el arco iris, descompone la luz solar en siete colores fundamentales

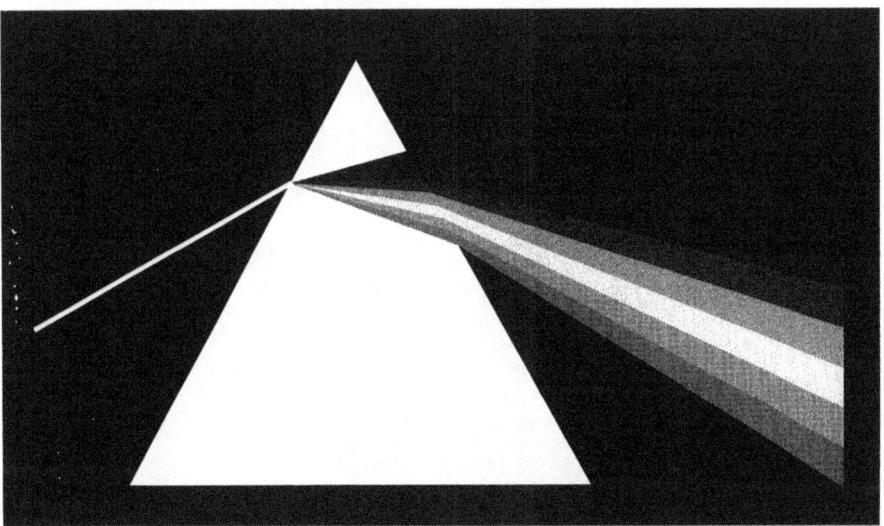

La luz tiene efectos electroquímicos importantes en toda la materia biológica como catalizador de vitales reacciones fotoquímicas. También son conocidos los efectos psicosomáticos de los colores (cromoterapia), sobre el equilibrio hormonal y el estado de ánimo.

La luz posee también un potencial térmico, pues toda la energía al ser absorbida por el cuerpo se transforma en calor, y son bien conocidos los potentes efectos caloríficos de la luz de un foco teatral, del Sol en la alta montaña o el desierto, o de la explosión de una bomba nuclear.

Radiaciones de baja frecuencia

Continuando nuestro viaje por el espectro electromagnético, al otro lado de las radiaciones visibles de la luz, inmediatamente por debajo del rojo encontramos los rayos infrarrojos y más allá la banda de las microondas. Es la zona de radiación que percibimos como calor a través de la piel, gracias a nuestros sensores térmicos cutáneos.

Estas bandas de energía pertenecen al campo de las radiaciones no ionizantes, de menor frecuencia que la luz visible y de longitud de onda más larga.

Infrarrojos

Los rayos infrarrojos, IR, percibidos como calor a través de la piel, se sitúan inmediatamente por debajo de la frecuencia del último color visible, el rojo, hasta las microondas. La generación de luz infrarroja es omnipresente; procede del Sol, de la propia Tierra, y de los cuerpos calientes, especialmente si son incandescentes, toda la materia radia en la banda del infrarrojo.

A mayor temperatura, corresponde una mayor frecuencia, aumentando hasta hacerse luminoso el objeto: cuando

Radiaciones de baja frecuencia

EMISIÓN	BANDA	FRECUENCIA (f)		LONGITUD (λ)	
Infrarrojo	IR	300 GHz	3.000 GHz	1mm	100 µm
Microondas	MO	300 MHz	300 GHz	1m	1mm
Radiofrecuencias	RF	30 kHz	300 MHz	10 km	1 m
Subradiofrecuencias	SRF	3 kHz	30 kHz	100 km	10 km
Extrema baja frecuencia	ELF	0 kHz	3 kHz	– ∞ –	100 km

el hierro está a la temperatura adecuada para ser forjado, decimos que está al rojo. Desde la invención del fuego han aparecido muchas fuentes artificiales de infrarrojos, como los sistemas de calefacción, secadores, tostadoras, hornos, cocinas y, en el sector laboral, fuentes muy potentes como los altos hornos. El exceso o la falta de calor constituyen un importante factor de riesgo laboral y afectan a la salud y a la calidad ambiental.

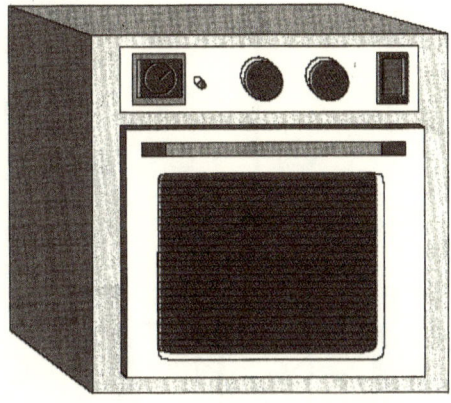

Figura 51
El calor de un horno es una emisión de ondas infrarrojas

Efectos térmicos de la radiación

Todas las radiaciones electromagnéticas tienen efectos térmicos al ser absorbidas por la materia, produciendo elevación de la temperatura en función de la cantidad de energía absorbida. Esto se manifiesta en cualquier frecuencia, pero los daños biológicos aparecen a partir de 15-20 MHz. Detectamos los efectos orgánicos del calor a través de los sensores térmicos de la piel y la respuesta biológica básica ante el exceso de calor es la quemadura, o eritema cutáneo Los efectos biológicos surgen cuando la exposición al calor excede la capacidad homeotérmica del organismo, superado nuestro sistema regulador que intenta mantener su temperatura constante. Una sobreexposición térmica puede producir incluso muerte tisular, necrosis, hemorragias, dañar los terminales nerviosos y los capilares sanguíneos, favorecer las cataratas y causar graves lesiones de córnea.

Microondas

Por debajo de la banda del infrarrojo, antes de las ondas de radio tradicionales, se hallan las microondas, MO. A nivel tecnológico tienen usos múltiples, desde la televisión y el radar, hasta el teléfono móvil.

A nivel sensible las microondas son percibidas, igual que el calor, a través de la piel, gracias a los sensores cutáneos. Las microondas se han revelado muy peligrosas para la salud, pues son muy penetrantes en la materia biológica, por su específica longitud de onda,

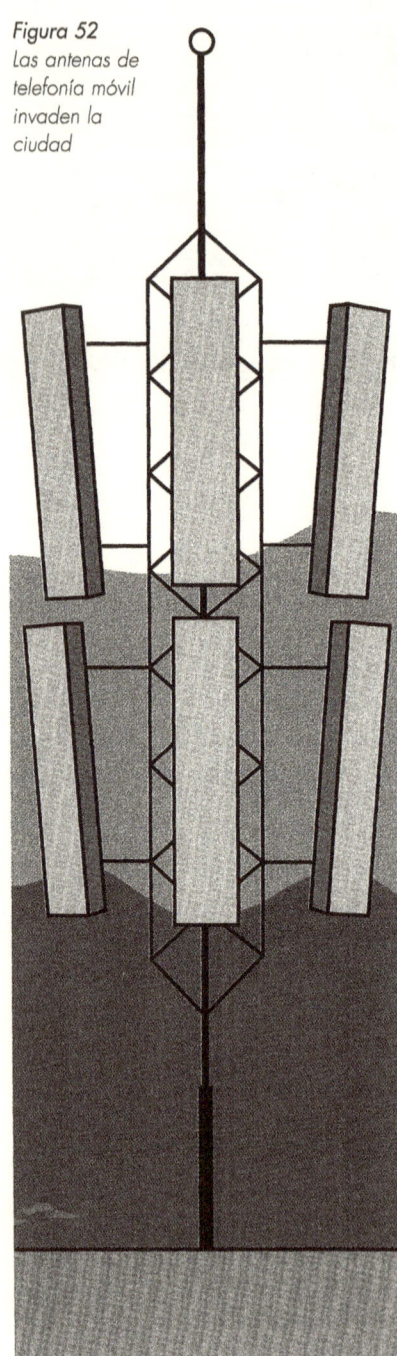

Figura 52
Las antenas de
telefonía móvil
invaden la
ciudad

Tengamos en cuenta la potencia de un pequeño horno microondas de sólo 700 W, que puede realizar un asado en apenas 15 minutos, frente a un horno convencional de infrarrojos, con 2.500 W, que puede precisar horas.

Se ha especulado que el famoso Síndrome del Golfo, que afecta ya a más de 20.000 soldados norteamericanos que participaron en la Guerra del Golfo, se deba a una sobrecarga de microondas emitidas por los equipos militares. Un prestigioso bufete de abogados de Nueva York reúne las demandas de miles de soldados, exigiendo al Pentágono una indemnización multimillonaria por los daños que las tropas estadounidenses han sufrido durante la guerra de Kuwait. Radares de combate AWACS, sistemas de dirección de tiro de misiles y la telefonía móvil militar de largo alcance, basadas en microondas tipo GSM, son los sistemas de la llamada guerra de las galaxias, a los que se atribuye responsabilidad por daños biológicos. Se ha acuñado ya a denominación de Síndrome del Golfo, para referirse al extraño conjunto de patologías que sufre el colectivo de soldados que participaron en la guerra de Kuwait.

Las microondas MO, (MW en inglés) con frecuencias comprendidas entre 300 Mhz y 300 GHz, incluyen las ondas métricas, centimétricas y milimétricas. Técnicamente se deberían considerar las microondas dentro del capítulo de las radiofrecuencias pues hoy son una banda más de las telecomunicaciones, pero debido a su especial relevancia y riesgo potencial, las estudiaremos aparte.

Las microondas son la banda donde actualmente operan la mayoría de los canales de televisión, desde la banda VHF y UHF, hasta SHF y EHF. Son elegidas para las comunicaciones vía satélite y la telefonía móvil por su mayor calidad de transmisión y recepción. Ver tabla de emisiones de radiofrecuencia (pág. 94).

Las MO son muy penetrantes a nivel biológico. Además de los efectos térmicos ya descritos, la exposición a microondas favorece el aumento de radicales libres*, reactivos capaces de provocar alteraciones moleculares a nivel celular. También se ha observado que las microondas alteran el efecto protector de los enzimas o de los antioxidantes como las vitaminas C y E, lo que puede alterar el equilibrio electroquímico de las membranas celulares e incluso afectar al patrimonio genético y a la síntesis proteica al modificar los ácidos nucleicos, ARN-ADN respectivamente.

Los estudios epidemiológicos y de laboratorio han demostrado que estas alteraciones aparecen incluso con valores de intensidad de radiación muy bajos, si bien los períodos de exposición requeridos son más largos.

Telefonía móvil

La telefonía móvil opera en la banda de microondas (ondas milimétricas). Los teléfonos móviles tienen una interacción celular más profunda y peligrosa a nivel biológico que otras telecomunicaciones, por su particular banda de frecuencia (850-950 Mhz). El efecto patológico de las microondas es más importante cuando la fuente de emisión está muy cerca. Los teléfonos móviles, si bien emiten apenas 2-4 W de potencia, presentan un mayor riesgo por su gran proximidad a la cabeza. Tengamos en cuenta que la antena emisora está pegada a nuestro oído. Estos efectos se ven agravados con el sistema digital GSM frente al sistema analógico anterior.

En un estudio alemán (Dr. Lübeck, Alemania) se observó, estudiando el electroencefalograma, que esta radiación induce, tras una conversación de 15 minutos con un teléfono móvil GSM,

Figura 53
La telefonía móvil crece a un ritmo vertiginoso

Figura 54
Una emisión de microondas a menos de 5 cm del cerebro

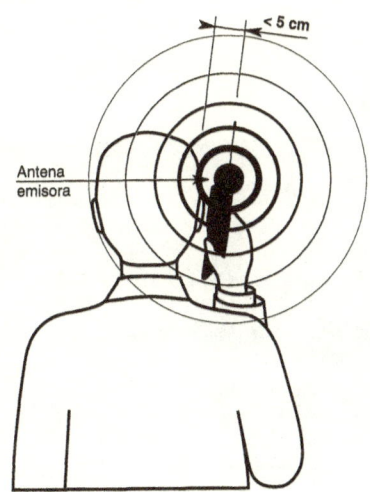

< 5 cm

Antena
emisora

93

efectos neurológicos detectables, con la aparición de picos psicóticos (propios de la locura). Estos efectos neurológicos no desaparecen por completo hasta 24 horas después; los efectos psicobiológicos que esto puede provocar exigen estudios a largo plazo.

Un estudio del Departamento de Biología Animal de la Universidad de Valencia (Núñez, Veen, De la Rosa) analiza la respuesta biológica sobre cobayas de laboratorio expuestos a la acción intermitente de un teléfono móvil, durante su ciclo de actividad nocturna. Los resultados son cuando menos preocupantes, puesto que se observa un incremento del estrés y alteraciones de los ritmos de sueño y actividad. Hoy existen múltiples investigaciones mundiales que nos alertan sobre su potencial peligrosidad.

Recientemente la OMS, Organización Mundial de la Salud, ha recomendado estudiar en profundidad la relación entre telefonía móvil y cáncer, analizando los efectos no térmicos de las microondas.

Radiofrecuencias

En general, llamamos radiofrecuencias (RF) a las bandas del espectro electromagnético utilizadas en telecomunicaciones, que están comprendidas entre los 100 kHz y los 300 MHz de frecuencia. Las señales radioeléctricas usuales presentan unas longitudes de onda desde un metro hasta varios kilómetros y corresponden a las bandas de radio habituales, onda corta, onda media y onda larga.

A partir del invento de Marconi, las emisiones de ondas largas y medias se reciben en todo el planeta gracias al reflejo ionosférico en las capas altas de la atmósfera. Pero

Radiofrecuencias de emisión comercial

BANDA	SUB-BANDA	FRECUENCIA		EMISIÓN
MO	EHF	300 GHz	30 GHz	Extremadamente alta
MO	SHF	30 GHz	3 GHz	Súper alta
MO	UHF	3 GHz	300 MHz	Ultra alta
RF	VHF	300 MHz	30 MHz	Muy alta
RF	HF	30 MHz	3 MHz	Alta
RF	MF	3 MHz	300 KHz	Media
RF	LF	300 KHz	30 KHz	Baja

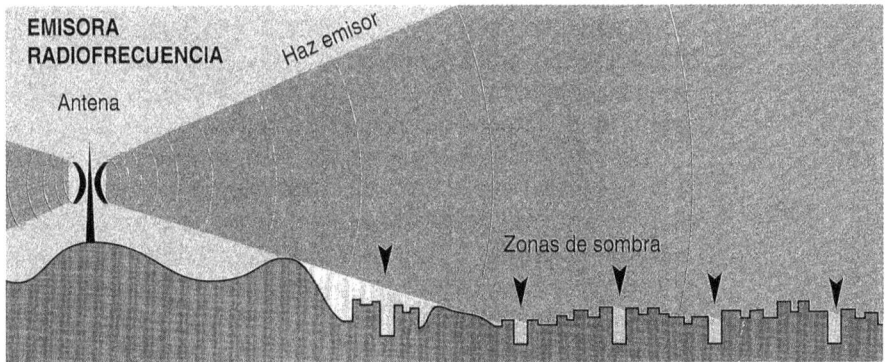

EMISORA RADIOFRECUENCIA

Antena

Haz emisor

Zonas de sombra

la ionosfera es transparente a las ondas cortas y ultracortas, que precisan la instalación de repetidores, a distancia visual, como ocurre con la televisión y la telefonía móvil.

La transmisión vía satélite o directa a través de la atmósfera por medio de una antena es el medio más barato de emitir una señal radioeléctrica, aunque hoy día se utiliza cada vez más el cable coaxial y la fibra óptica, a fin de garantizar la calidad de recepción, ante las crecientes interferencias por la contaminación radioeléctrica.

Todas las emisiones de radiofrecuencia tienen efectos biológicos, aunque menores que las microondas en función de su potencia y longitud de onda. Es significativo el caso de Radio Liberty, una potente emisora norteamericana de onda larga, situada en la playa de Pals, Girona. La contaminación electromagnética sobre la población de Pals, muy cercana a las antenas emisoras, fue evaluada en 1996, tras una denuncia de los vecinos. Ante la importante incidencia de las enfermedades degenerativas, con un porcentaje muy por encima de la media, el vecindario pide un exhaustivo estudio epidemiológico.

Como decíamos en la introducción, estamos sumergidos en un océano de telecomunicaciones, cada vez más saturado con los radiotaxis, radioaficionados, walkie-talkies, buscapersonas y, recientemente, con el boom de la telefonía móvil.

La presencia de una antena emisora cerca de nuestra casa o lugar de trabajo puede ser la causa suficiente para sufrir estrés electromagnético, con peligrosos efectos psicosomáticos incluso a corto plazo. Las torres con antenas emisoras de radio y televisión crean a su alrededor

Figura 55
La radiación de una emisora baña todo el horizonte

Figura 56
Las torres de comunicaciones agrupan múltiples emisores

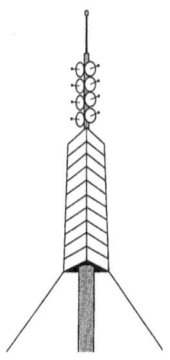

95

amplias zonas de riesgo, de hasta 50 km. Recordemos, de nuevo, que el efecto energético de la radiación es inversamente proporcional al cuadrado de la distancia, así que a partir de 50 km el efecto no es perceptible.

La influencia energética de una emisora se puede visualizar fácilmente con un experimento casero, sosteniendo un tubo fluorescente con la mano cerca de una antena emisora. Observaremos sorprendidos que se enciende sin necesidad de tener que enchufarlo a la red eléctrica. Su cebador, como nuestro organismo, resulta excitado por la potente radiación electromagnética del centro emisor.

Campos de extremadamente baja frecuencia

Tradicionalmente, los científicos han considerado totalmente inocuas las radiaciones de muy baja frecuencia al no tener efectos ionizantes, pero hoy día las investigaciones nos llevan a considerar también los efectos nocivos de los campos electromagnéticos de extremadamente baja frecuencia, o ELF, presentes en cualquier enchufe de nuestra propia casa.

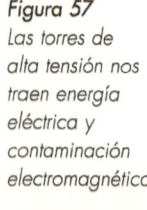

Figura 57
Las torres de alta tensión nos traen energía eléctrica y contaminación electromagnética

Llamamos ELF *(extremely low frequency)* a la banda de las ondas de frecuencia extremadamente baja (de 0-3 KHz), más allá de las ondas largas de radio en el espectro electromagnético, o sea con una longitud de onda extre-

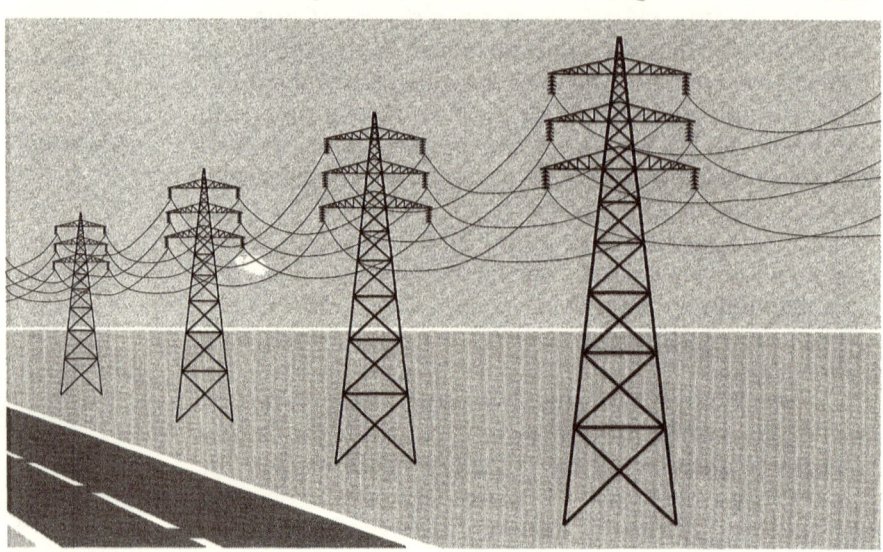

madamente larga, de cientos de kilómetros. Como son las radiaciones inducidas por la red eléctrica, que oscila a 50 Hz (60 Hz en USA), en la corriente doméstica de 220 V.

Los campos artificiales ELF, de muy baja frecuencia, se originan a partir de la generalización de la electricidad en el hábitat. Pueden ser producidos por la presencia de líneas de transporte en alta tensión, o causados por la red de distribución urbana en media tensión, y en todas las etapas de transformación, e incluso por la red doméstica de baja tensión y los aparatos electrodomésticos dentro de la casa.

Los campos ELF están siempre presentes en nuestro hábitat urbano. Recordemos que todo aparato eléctrico genera un campo electromagnético, especialmente si tiene motores o transformadores, y puesto que la intensidad es inversamente proporcional al cuadrado de la distancia, a nivel práctico distanciarnos del foco emisor es la mejor forma de protección frente al campo magnético. No hay ninguna manera eficaz de aislar totalmente el magnetismo, ya que penetra a través de todos los materiales.

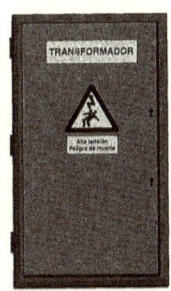

Figura 58
Tras una discreta
puerta metálica
se oculta el
transformador
del barrio

Redes de transporte de alta tensión

Con las líneas de alta tensión (LAT) se ha generado cierta alarma social, logrando un fuerte protagonismo en los medios de comunicación. Conscientemente nadie sensato quiere una torre de alta tensión cerca de la casa, ni siquiera a nivel estético.

La red española de alta tensión (REE), como un trazado de autopistas eléctricas, cruza todo el país con casi 50.000 km de LAT, atravesando en muchas ocasiones paisajes naturales protegidos como la sierra de Gredos o el Pirineo. La red de alta tensión utiliza voltajes crecientes de ±50 kV, 110-130 kV, 220 kV y, recientemente, por razones de ahorro energético, se instalan de hasta 400 kV para reducir las pérdidas de energía en el transporte.

Está demostrado que las radiaciones ELF de las LAT, como las producidas por las subestaciones de transformación a media tensión, producen campos eléctricos de hasta 50.000 V/m en la vertical de un tendido de AT, y son causa de estrés electromagnético.

Este fuerte campo eléctrico y su campo magnético asociado tienen importantes efectos biológicos en los seres

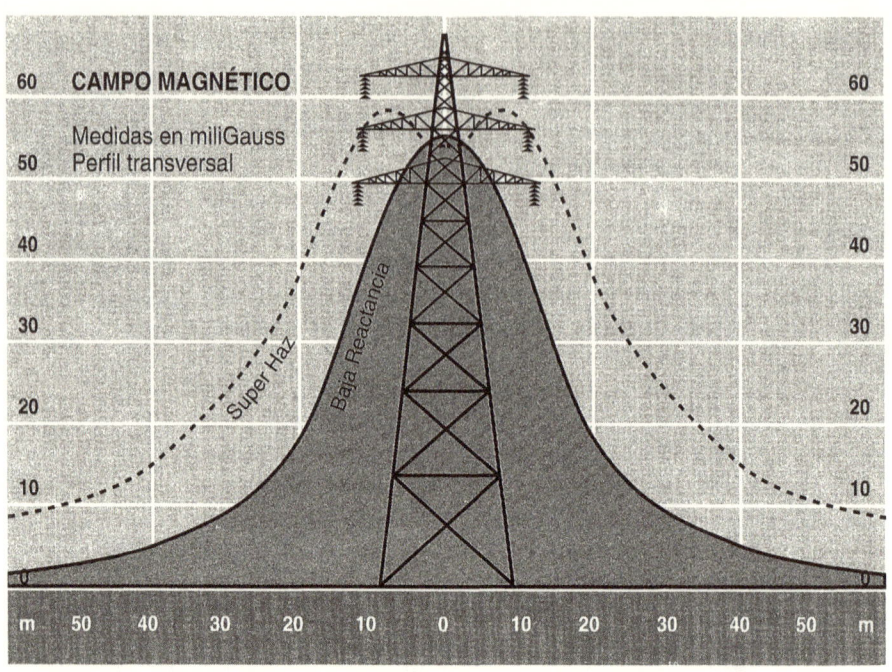

CAMPO MAGNÉTICO

Medidas en miliGauss
Perfil transversal

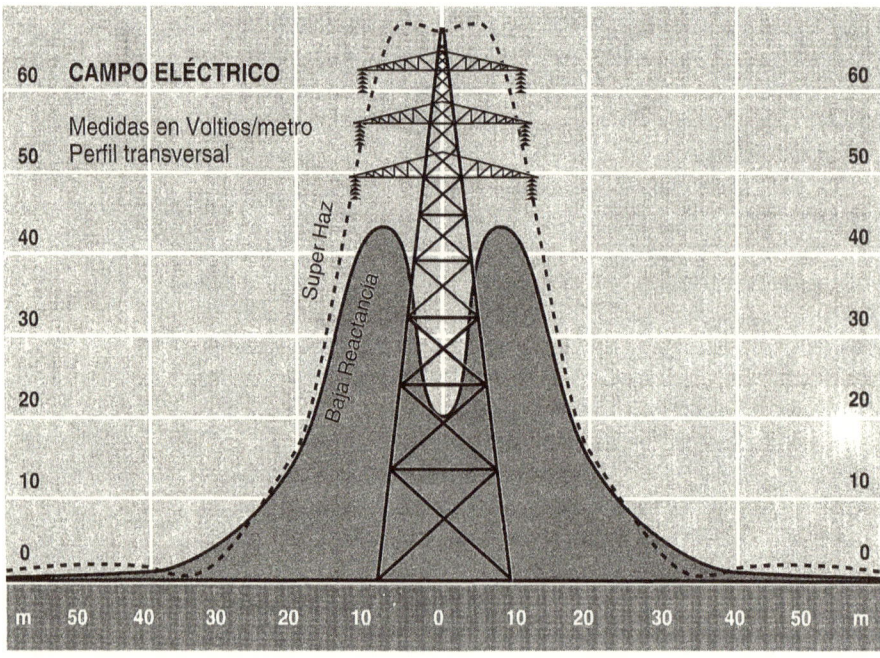

CAMPO ELÉCTRICO

Medidas en Voltios/metro
Perfil transversal

vivos y se han revelado capaces de modificar la transcripción del ARN y alterar la síntesis proteica (Goodman y Henderson, Nueva York).

Ya en 1992, el Informe Karolinska alertó sobre el peligro biológico de las LAT. Estudio encargado por el gobierno sueco, que estudiaba una población de más de 400.000 personas, encontró una relación causa-efecto entre vivir en la proximidad de una línea de AT y la aparición de tumores, especialmente leucemia infantil y cáncer de cerebro.

Los campos ELF son omnipresentes y la exposición, para el 80% de la población que vive en un entorno urbanizado, es permanente, por lo que deberíamos frecuentar los espacios vírgenes, limpios de contaminación electromagnética.

Encerrados en pisos, fábricas y oficinas climatizadas estamos expuestos al *electrosmog* casi las 24 horas, día tras día, salvo una escapada ocasional a la sierra, por lo que no debe sorprendernos el incremento constante de ciertos trastornos, que llamamos enfermedades de la civilización.

Este riesgo ha sido confirmado por diversos estudios e investigaciones independientes, aunque sigue siendo negado por las compañías eléctricas. En España, el Colegio de Ingenieros de Telecomunicaciones ha apadrinado diversas investigaciones sobre los efectos biológicos de la contaminación electromagnética.

Adelantándose a la normativa española y ante la creciente demanda social, el Área de Medio Ambiente de la Diputación de Barcelona ha creado un servicio de medición y control de la contaminación electromagnética y ha firmado un convenio de cooperación con el Hospital Ramón y Cajal, dirigido a evaluar los riesgos biológicos de la alta tensión.

Redes de distribución en media y baja tensión

En menor medida que la alta tensión, las líneas de distribución eléctrica de media tensión (LMT), entre 2.000 y 25.000 V, significan un peligro importante. Su presencia es constante, forman una densa red de más de 300.000 km que, a partir de las subestaciones de transformación de AT, lleva la corriente eléctrica a cada centro urbano, por pequeño que sea. La instalación de líneas aéreas, o sea

Figura 59
(página anterior)
Las líneas de alta tensión producen un importante campo magnético y eléctrico

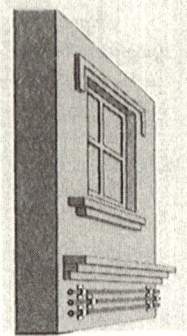

Figura 60
Red eléctrica a
un palmo de
nuestro salón

sobre torres o postes, es la más utilizada dado que su coste es más barato; sin embargo la red eléctrica subterránea, aunque mucho más cara, evita muchos de los problemas de contaminación, especialmente el paisajístico.

Aunque su tensión es mucho más baja, entre 400 y 2.000 V, y los campos generados proporcionalmente menores, las líneas de baja tensión (LBT) llevan la tensión eléctrica y sus problemas asociados hasta la puerta de nuestra casa y puesto de trabajo.

El transformador de barrio que produce la corriente doméstica de 220 V suele estar instalado en el bajo de las casas o enterrado bajo la acera, y genera de nuevo fuertes campos magnéticos en su entorno.

Las LBT constituyen un riesgo significativo por su gran proximidad a nosotros, a veces a muy pocos centímetros. Generalmente son gruesos cables que discurren grapados a las fachadas a la altura del primer piso, a veces colgados de postes a lo largo de la acera y también enterrados a un metro bajo el pavimento.

La producción de campos electromagnéticos se acentúa de manera importante cuando la línea va sobrecargada, con un consumo excesivo para la sección de conductor calculada, lo que es muy frecuente en líneas antiguas, o en barriadas de crecimiento muy rápido donde la red no ha crecido al ritmo del consumo.

El magnetismo se incrementa aún más si se produce energía reactiva por desequilibrio entre fases: entonces un campo magnético de algunos centímetros puede extenderse hasta varios metros y penetrar impunemente en el interior de las viviendas.

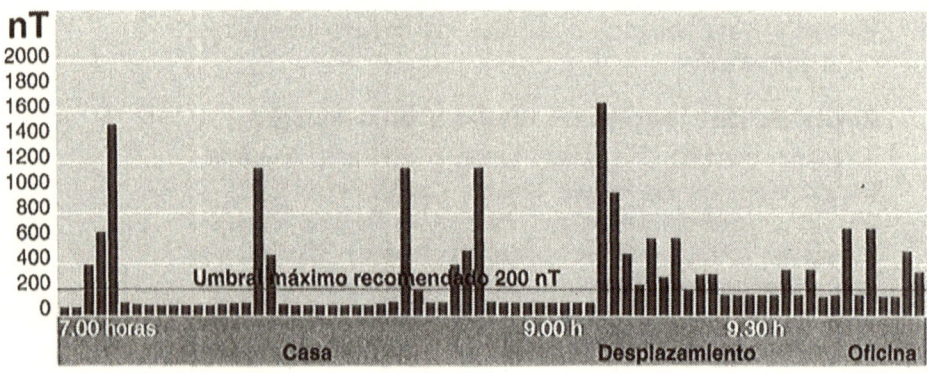

Intensidad, riesgo y exposición

Aunque la intensidad de los efectos biológicos no es comparable al de las radiaciones ionizantes –las radiaciones de baja frecuencia incorporan mucha menos energía, menos de $1,2 \times 10^{-5}$ eV frente a 12,4 eV, o sea 10.000 veces menos de intensidad energética– hay que tener en cuenta la proximidad y el tiempo de exposición y recordar el efecto acumulativo de todas las radiaciones.

Frente a 1-2 seg de exposición a los Rayos X ionizantes de una radiografía, una vez cada varios años, estamos expuestos a los campos ELF domésticos, casi 24 horas durante 365 días del año. Esto significa 3.600 segundos por hora, 86.400 segundos por día, un total de 28.944.000 segundos por año. Aun dividida por 10.000 es una cifra preocupante.

Instalación doméstica

Finalmente, en el entorno doméstico encontramos múltiples fuentes que generan campos eléctricos y magnéticos, aparentemente inocuos para la salud, los habituales aparatos electrodomésticos. Teniendo en cuenta la norma SWEDAC, que considera el umbral de 2,5 miliGauss o sea 250 nanoTeslas como umbral biológico aceptable para la salud, quizá sea posible moderar el uso que hacemos de estos aparatos, hoy casi imprescindibles.

Asimismo deberíamos revisar la existencia de cables y aparatos eléctricos en la cabecera de nuestra cama o en el despacho, para aumentar la distancia a los focos usuales de campos electromagnéticos, y alejarnos de ellos siempre que sea posible.

*Figura 61
(doble página)
Exposición a
los campos
electromagnéticos
durante 24 h
Fuente REE 1997*

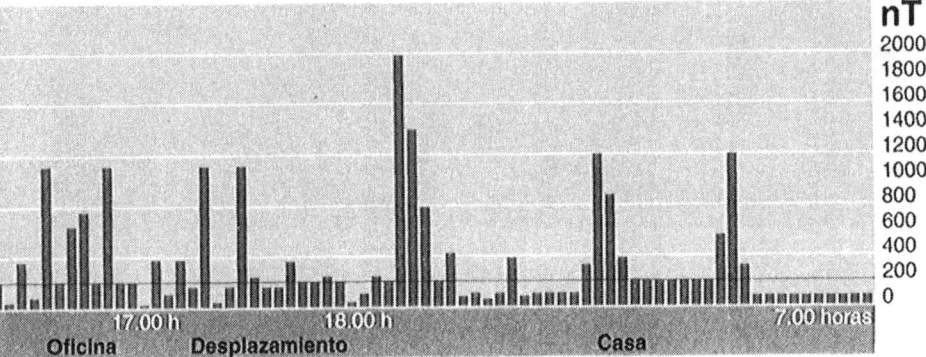

nT
2000
1800
1600
1400
1200
1000
800
600
400
200
0

17.00 h   18.00 h   7.00 horas
Oficina   Desplazamiento   Casa

Campos magnéticos producidos por los electrodomésticos habituales. Intensidad en nanoTeslas.

Aparato medido	nT a 5 cm	nT a 25 cm	nT a 100 cm
- Ordenador	2.000-500.000	150-20.000	25-1.000
- Fotocopiadora	3.500-5.000	200-500	50-100
- Televisor color	2.000-50.000	1.000-6.000	100-500
- Alimentador 9-12 V	200-375.000	8.500-15.000	250-1.000
- Secador de pelo	18.000-1.500.000	1.200-18.000	150-1.000
- Afeitadora	12.000-1.250.000	1.000-10.000	50-500
- Horno microondas	5.000-250.000	1.200-10.000	100-1.500
- Lavadora	750-40.000	150-4.000	50-500
- Lavavajillas	1.200-35.000	100-3.000	50-500
- Plancha vapor	7.500-20.000	200-600	25-200
- Tostadora pan	5.000-15.000	100-1.000	10-100
- Cafetera eléctrica	1.500-20.000	150-500	10-100
- Batidora-licuadora	150.000-500.000	8.000-20.000	50-500
- Frigorífico	500-10.000	20-400	25-200
- Aspiradora	150.000-500.000	5.000-25.000	150-2.500
- Radiocasete	5.000-12.500	200-500	10-100
- Radiorreloj 9 V	20.000-75.000	800-3.000	50-500
- Lámpara noche 9 V	25.000-65.000	1.000-2.500	50-500
- Manta eléctrica	350-2.500	8-25	≈ 1
- Tubo fluorescente	20.000-500.000	1.500-15.000	250-2.500
- L. Halógena 300 W	600-900	100-150	10-100
- L. Dicroica 50 W	3.000	150	≈ 1
- Lámpara SL 20 W	10.000	25	≈ 1
- Lámpara EFT 20 W	100	≈ 1	≈ 0

Nota: Mediciones orientativas realizadas por el autor. Los valores máximos y mínimos indicados para cada distancia corresponden a diferentes aparatos de diversas marcas y modelos.

Generalmente los modelos modernos más avanzados reducen la intensidad del campo emitido, como las nuevas lámparas compactas de ahorro energético, que incorporan transformadores toroidales de bajo campo y como los modernos monitores de ordenador de baja radiación (low radiation).

■ Calidad Ambiental

*Cómo lograr un entorno sano y libre
de contaminación*

11. Auditoría ambiental

Control de la calidad ambiental

Hemos visto que la salud humana está en íntima relación
con la calidad ambiental y responde a múltiples factores
microambientales. Como dice la arquitecta californiana
Carol Venolia, no hay salud para el ser humano sin salud
para su hábitat cercano, la comarca donde vivimos, y aun
para la Tierra entera. Y también a la inversa, el planeta sólo
será sanado por individuos conscientes que se sanan a sí
mismos, encontrando el Arte de Vivir.

    La salud óptima empieza por nosotros mismos, literal-
mente "somos el entorno", ese hábitat que nosotros mismos creamos Limpio y sano o enfermo y contaminado, esa

*Figura 62
El entorno
de la casa
condiciona la
salud óptima*

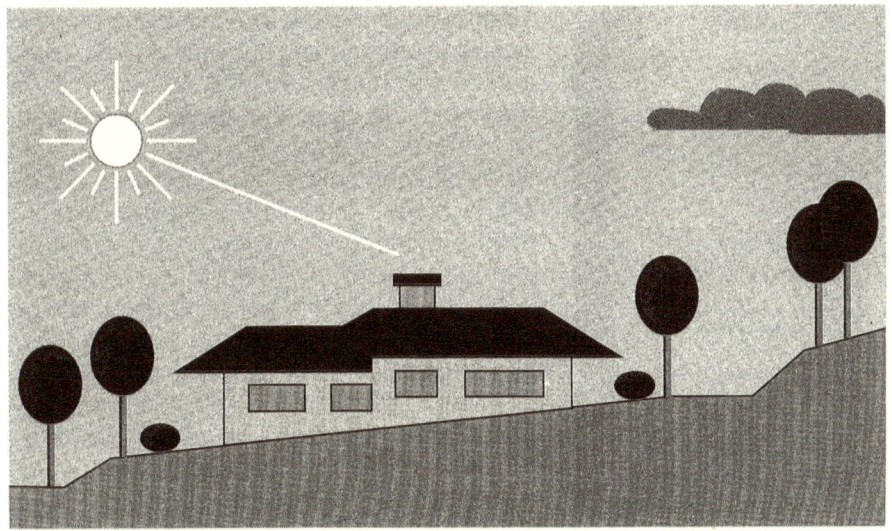

103

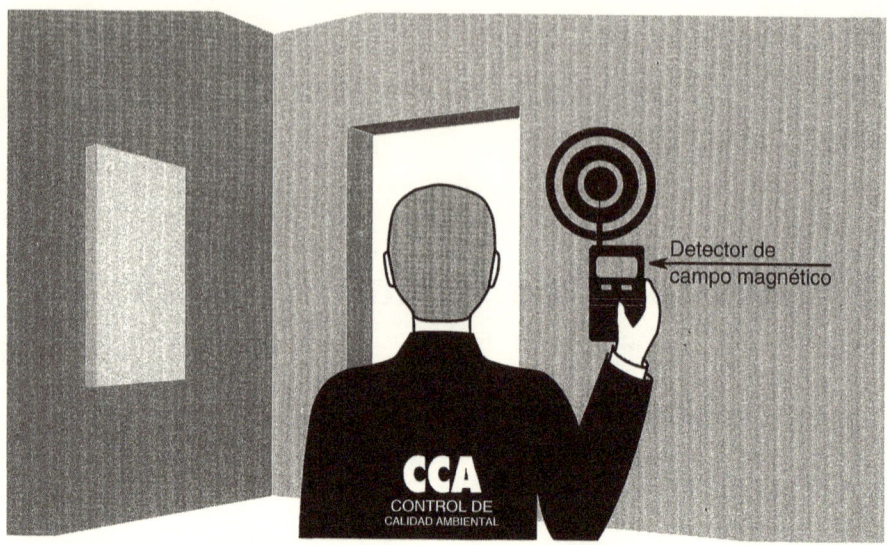

Detector de
campo magnético

Figura 63
*El geobiólogo
controla la cali-
dad del hábitat*

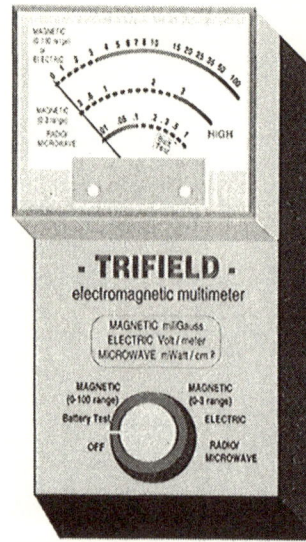

es nuestra elección. Para lograr la armonía y la felicidad debemos reencontrar el arte y la belleza de la Arquitectura, creando a nuestro alrededor un entorno armónico. Al mismo tiempo, debemos retomar el contacto físico con la naturaleza, recuperando así la sensibilidad natural que nos permite captar intuitivamente, con la visión del artista, qué formas, diseños y materiales son los adecuados para nuestro hábitat.

Esa búsqueda de la armonía es un proceso que requiere un tiempo; mientras tanto, para transformar nuestro hábitat aconsejamos la realización de un control de calidad ambiental. Este se realiza mediante una auditoría ambiental con criterio geobiológico, y puede ser la mejor medicina preventiva ante un hábitat enfermo. El experto en geobiología realiza una detallada investigación energética del lugar, un peritaje geofísico de la casa o local de negocio. Para ello dispone de toda la aparatología científica, como magnetómetros, ionímetros, estatímetros, detectores de campos eléctricos y magnéticos, detectores de radiofrecuencias y microondas, contadores geiger, etc.

Pero sobre todo, el geobiólogo, como el buen médico, utiliza su ojo clínico, su experiencia arquitectónica y su sensibilidad personal e identifica y evalua la presencia de domopatías en el hábitat, para proponer luego las medidas correctoras y de protección energética necesarias para tener una casa sana y feliz.

Es importante la elección del buen sitio para vivir, un lugar hermoso para una vida feliz; recordemos que "la belleza no es más que una promesa de felicidad", como dijo Stendhal. Una casa sana debe construirse en un lugar sano y neutro. Un entorno libre de toda fuente de contaminación electromagnética, situado fuera de las alteraciones geofísicas que producen las geopatías, con una buena relación con el paisaje para atenuar los efectos de las meteoropatías y en las que aplicamos las técnicas de la moderna bioconstrucción para evitar las tecnopatías.

Seguimos así las pautas de la moderna Geobiología científica que, a partir de Hartmann, está en la actualidad plenamente reconocida en países como Suecia, Alemania, Suiza, Francia, Polonia o Rusia, donde existen prestigiosos institutos de investigación geobiológica desde hace más de cuarenta años.

Hoy la Geobiología entra en la universidad en España, y se investiga en Geobiología en facultades y escuelas técnicas de Madrid, Valencia, Tenerife y Barcelona. La Universidad Politécnica de Cataluña introduce la enseñanza de la Geobiología y nos ofrece un nuevo punto de vista de la salud del hábitat, con criterios de calidad ambiental más exigentes, analizando la incidencia de los sutiles factores microambientales, esa contaminación invisible que silenciosamente nos enferma, nos debilita y hasta llega a matarnos.

La Geobiología es hoy una ciencia multidisciplinar que interesa a arquitectos y médicos, y tiene por objeto profundizar en el conocimiento de las interacciones biológicas entre los seres vivos y los factores energéticos, naturales y artificiales, que influyen en la salud de nuestro hábitat. El geobiólogo determina el modo en que estos factores afectan a nuestra salud física, emocional y mental, en la casa, la escuela y el trabajo.

Figura 64
(página anterior)
Aparato medidor
de campos
electromagnéticos

Figura 65
El contador
Geiger mide la
radiactividad

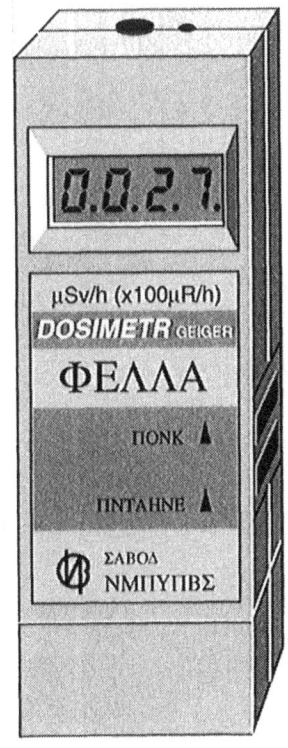

Figura 66
*Desde los
orígenes de la
arquitectura la
casa es un cobijo
seguro frente a
los peligros y
las agresiones
del medio
exterior*

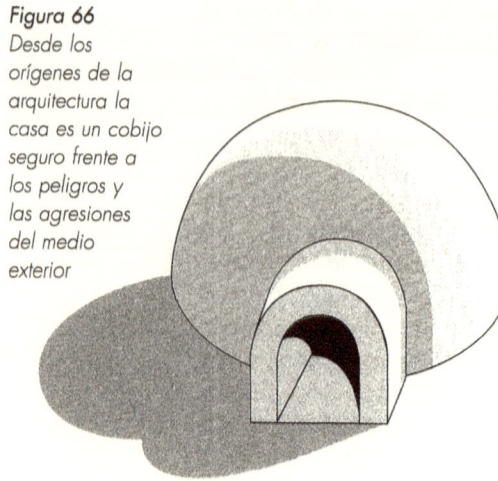

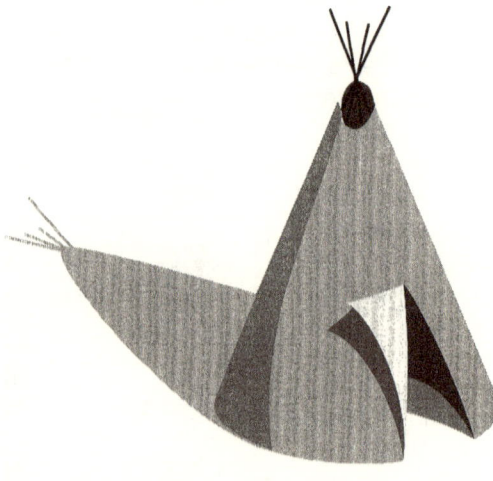

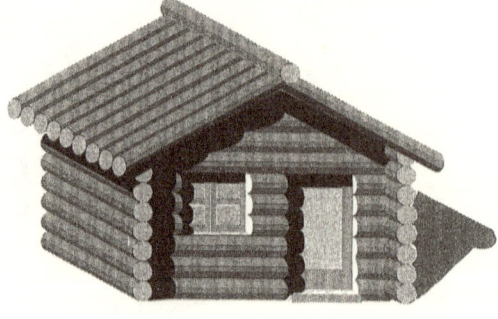

El objeto de la arquitectura es el Sol, y más ampliamente la relación de la casa con las energías del entorno. Nuestra casa, como enseña la arquitectura bioclimática, tiene por objeto servir de abrigo en el plano energético: de un lado captar el sol, guardar el calor, y de otro lado protegernos del viento y del frío, de la tormenta y la lluvia El hábitat debe ser ante todo una tercera piel, después del vestido la casa es un abrigo, un cobijo seguro frente a las inclemencias externas, cósmicas y telúricas, meteorológicas y geobiológicas.

La arquitectura debería proporcionarnos comodidad, intimidad y seguridad emocional, protección física y psicológica. Nuestro hogar es un espacio privado donde sentirnos en casa: es nuestro castillo, una barrera frente al exterior que nos aisla de los extraños, nos protege de los malhechores y del miedo a la noche. La casa sana logra un equilibrio en el intercambio de energías, físicas y psíquicas, creando un microclima interior favorable a la vida humana, un espacio con la forma armónica, para ello debe estar bien orientada geomagnéticamente y también respecto al Sol y ubicada en el *Buen Sitio.*

Prospección geobiológica usual

El trabajo más usual del geobiólogo empieza cuando recibe la solicitud de realizar el peritaje geobiológico, la prospección de un hábitat que, a juicio del solicitante, presenta problemas de salubridad que amenazan a su familia o afectan a la actividad laboral.

Lo ideal es realizar el estudio geobiológico en paralelo con el proyecto del arquitecto, o aún mejor en el momento de la planificación territorial Cuando nos encomiendan el estudio para construir una casa unifamiliar, por ejemplo, para empezar el proyecto con buen pie el primer paso es elegir el buen sitio, valorando las constantes geobiológicas de las diversas parcelas disponibles. El experto investiga a fondo la geofísica del terreno, el paisaje circundante y el entorno tecnológico. Si existen líneas de alta y media tensión, de qué tensión, potencia y a qué distancia de la casa, así como la cercanía y potencia de transformadores eléctricos, o la existencia de antenas emisoras de radiofrecuencias, especialmente las antenas zonales de telefonía móvil. Y determina en qué medida esos campos electromagnéticos penetran en el interior de la casa e influyen en sus habitantes.

Evitaremos ubicar la casa cerca de talleres o industrias, pues con fre-

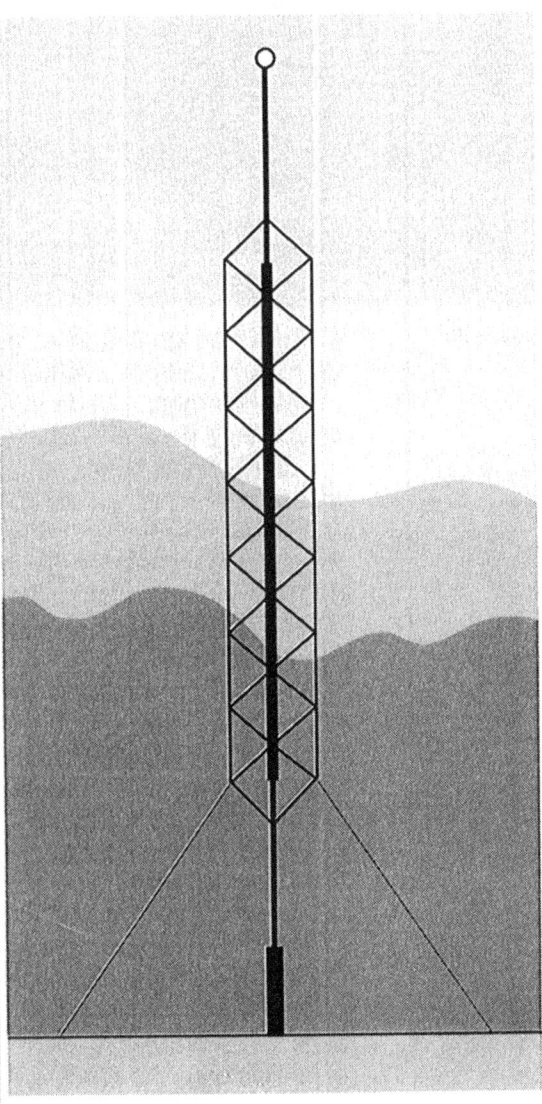

Figura 67
Una antena emisora es fuente de radiación no deseable cerca de la casa

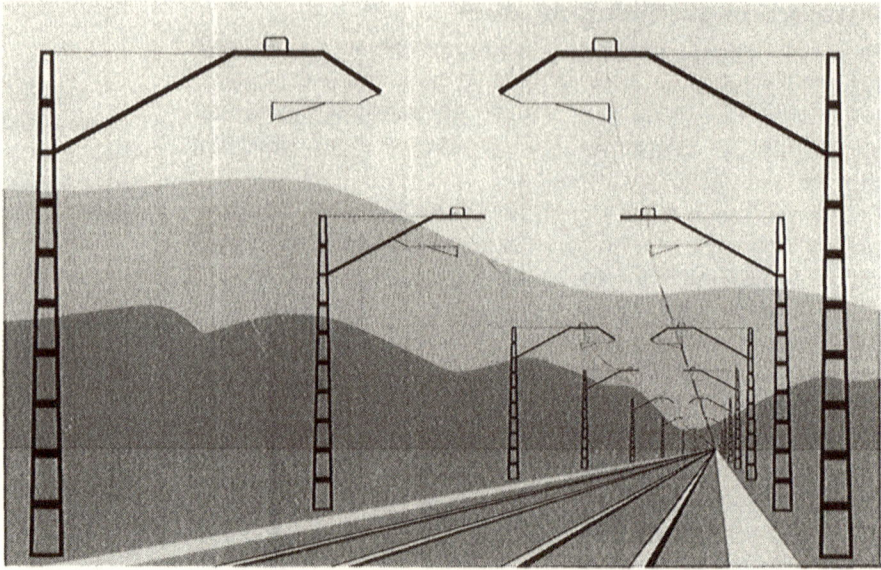

Figura 68
Además del ruido y las vibraciones, el tendido ferroviario genera fuertes campos eléctricos y magnéticos

cuencia son generadores de productos tóxicos, además de ruido y campos electromagnéticos. Sabemos que, por causas similares, puede ser poco confortable vivir demasiado cerca de una autopista, del ferrocarril o del metro.

Se analiza el criterio arquitectónico del proyecto, la distribución de formas y espacios, la insolación y ventilación; se estudia la estructura portante, sea de hormigón armado, de acero o de fábrica de ladrillo, así como la presencia de materiales aislantes, insonorizantes u otros materiales nocivos y muy especialmente la realización de las instalaciones técnicas.

Se debe comprobar la existencia de una correcta toma de tierra de toda la instalación eléctrica de la casa, que debe ser de baja impedancia*, menor de 6 Ω. También debe observarse la presencia, situación y distribución de cuadros de mando (limitadores, magnetotérmicos, etc.), la ubicación de reactancias y transformadores, así como la existencia de cables sobrecargados, interruptores, enchufes, luminarias y aparatos eléctricos.

Debemos inspeccionar el campo eléctrico y magnético generado por cada uno de los diversos electrodomésticos, calibrando su nocividad en función de la cercanía a los puestos de trabajo o de reposo de larga permanencia, especialmente la cabecera de la cama.

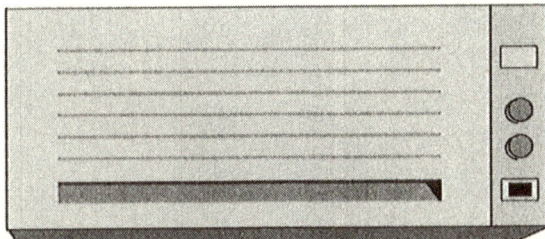

El aire acondicionado es fuente de muchos problemas; debe estudiarse su distribución espacial y el trazado, las secciones y volúmenes, así como la ubicación de entradas y salidas de aire. Requiere una especial atención el mantenimiento de los compresores, extractores y filtros, y es preciso evaluar los campos electromagnéticos, el polvo, el ruido, la vibración y la ionización eléctrica del aire ambiental.

Figura 69
El acondicionador de aire es con frecuencia una fuente de contaminación física, química y biológica

Pero más generalmente, la petición de realizar una auditoría ambiental se produce cuando el solicitante reside en un ambiente enfermo. Es cuando ya se han manifestado patologías ambientales, que llamamos domopatías, en una casa construida según los criterios de construcción estándar, por lo que muchas veces no podemos evitar la concurrencia de múltiples tecnopatías. En estos casos debemos aconsejar la realización de medidas de corrección, algunas veces caras y complejas; sin embargo muchas veces pueden aplicarse medidas caseras sencillas y tan baratas como reubicar muebles y aparatos.

En los casos más simples, con patologías leves, un informe verbal y unos croquis de campo dan por terminado el trabajo, con la identificación de las domopatías detectadas y con la propuesta de las medidas correctoras que se deben tomar.

Ante encargos complejos, el peritaje ambiental se materializa en un informe por escrito, con planos detallados a escala y memoria descriptiva que recoge las incidencias investigadas y recomienda las medidas de higiene ambiental necesarias para el confort de la casa o local de negocio. El desarrollo completo puede requerir desde pocas horas hasta varias jornadas de trabajo de campo y gabinete, en función de las dimensiones del inmueble y de la complejidad de las domopatías.

Prospección técnica

Ante una investigación de gran complejidad o de pretensiones científicas rigurosas, el trabajo se tecnifica en extremo. Por ejemplo, al evaluar las patologías que afectan a la

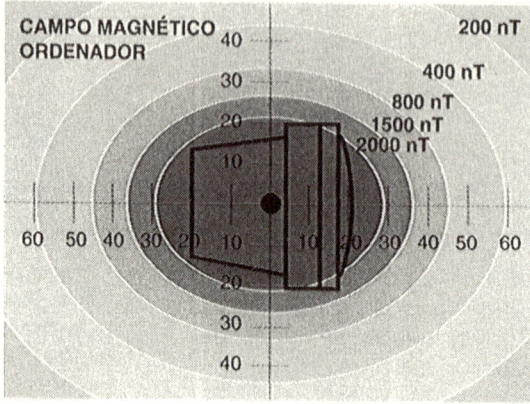

CAMPO MAGNÉTICO ORDENADOR

200 nT
400 nT
800 nT
1500 nT
2000 nT

40 30 20 10

60 50 40 30 20 10   10 20 30 40 50 60

20 30 40

Figura 70
La isolíneas representan el campo magnético del ordenador

Figura 71
Debe respetarse la distancia mínima a la pantalla del ordenador

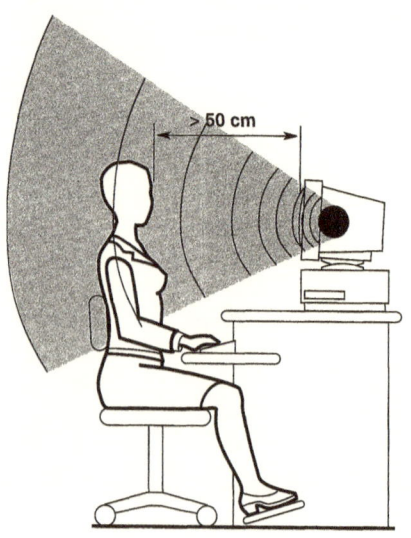

> 50 cm

salud laboral en una fábrica, deberá estudiarse con detalle la ergonomía* de cada puesto de trabajo. Se dibujan en planos a escala las isolíneas* que representan los campos eléctricos y magnéticos presentes, con una gráfica de intensidad para cada fuente electromagnética.

Una investigación sobre salud laboral, puede precisar la realización de dosimetrías, que determinen la dosis de radiación recibida por cada operario en su puesto de trabajo. Estas mediciones tienen en cuenta la curva de consumo eléctrico, diaria, semanal y mensual, y pueden requerir complejas mediciones continuas por ordenador durante extensos períodos de tiempo

Los aparatos de medida deberán ser homologados y calibrados muy exactamente, de forma que su error de medida cumpla todas las normativas. El informe será extenso y detallado y el peritaje ambiental puede durar desde algunas semanas hasta varios meses.

Umbrales biológicos

El umbral de los efectos biológicos disminuye cada año gracias a la creciente investigación científica Hasta hace poco se consideraba inofensiva una exposición a campos electromagnéticos con niveles de intensidad por debajo de 100 microTeslas y los aparatos electrodomésticos presentes en el mercado raramente superan este umbral.

Sin embargo, hoy se consideran nocivas dosis mil veces menores. Diversas investigaciones observan efectos nocivos en embriones, con exposiciones intermitentes, con campos de 150 a 200 nT (nanoTeslas).

La norma SWEDAC, generalmente aceptada para califi-
car un monitor como *Low Radiation,* exige una emisión
menor de 250 nanoTeslas, medida a 50 cm de la pantalla
del ordenador.

Neutralización electromagnética

Los campos eléctricos artificiales suelen estar bien protegidos en las
instalaciones más usuales, pues se aislan fácilmente mediante la Jaula
de Faraday, es decir utilizando en la instalación eléctrica cables apantallados con malla de cobre, cable de radiofrecuencia o una caja metálica que rodee el cuadro de reactancias y contadores, siempre en
conexión a una correcta toma de tierra de muy baja impedancia.

No ocurre así con los campos magnéticos, pues no tenemos ninguna
forma eficaz de protegernos totalmente del magnetismo, que penetra
todos los materiales. La mejor forma de protegernos de la acción de
un campo magnético es distanciarnos del foco emisor, ya que la intensidad de radiación disminuye de modo inversamente proporcional al
cuadrado de la distancia.

12. Vivir en alta tensión

Red de alta tensión

El peligro puede estar fuera de nuestra vivienda; la existencia de torres de alta tensión cerca de la casa, como pasa en muchas urbanizaciones, es por sí misma un importante factor de riesgo. Según el Informe Karolinska, la distancia de seguridad debe ser, al menos, de 1 m por cada 1.000 V de tensión en la línea; así, para una línea de 400.000 V, las viviendas deben ubicarse a más de 400 m del tendido eléctrico.

Recientemente el autor ha investigado diversos barrios y urbanizaciones afectados por líneas de alta tensión, en el entorno de Barcelona. Se han medido hasta 50.000 V/m debajo de la línea, con casas a sólo 35 metros de los conductores eléctricos de 220.000 V, cuando la distancia de seguridad sería de 220 m.

La investigación de líneas de AT surge casi siempre a petición de asociaciones de vecinos, que se consideran afectados por su presencia, y que intuyen efectos nocivos para la salud. Diversas demandas vecinales están en pro-

Figura 72
La proximidad de un tendido de alta tensión es un riesgo para el hábitat

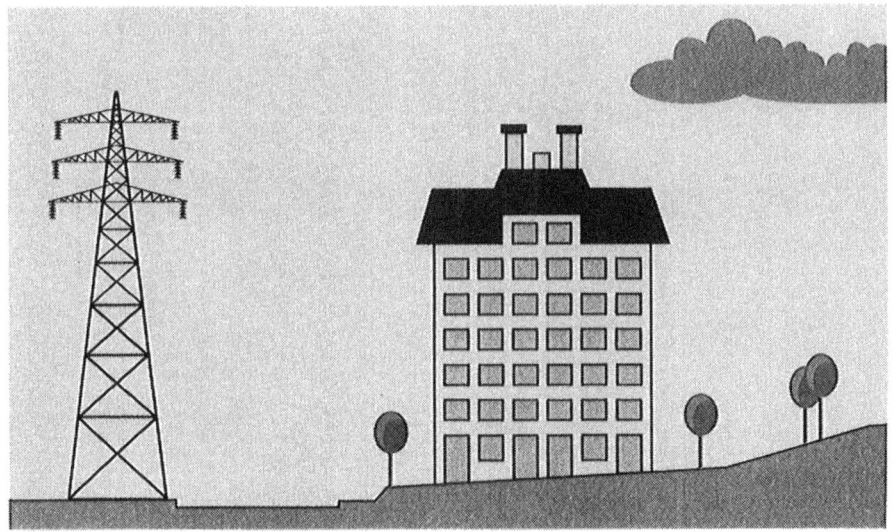

ceso de estudio Los vecinos de Can Trías (Terrassa) han pedido asesoramiento a GEA y está pendiente la realización de estudios epidemiológicos para determinar si la tasa de cáncer observada sobrepasa la media, y puede encontrarse una relación causa-efecto con la presencia de la red de alta tensión.

La postura de las empresas eléctricas en este tema es muy ambigua: de un lado, oficialmente niegan toda responsabilidad, afirmando que los campos producidos son inocuos. Del otro lado, empresas como Fecsa proponen acuerdos con los ayuntamientos del área metropolitana de Barcelona para desviar las líneas de AT de los núcleos urbanos, costeando el 50% de los gastos

En el ámbito oficial, el Área de Medio Ambiente de la Diputación de Barcelona es pionera en España en el control de las líneas de alta tensión. Este departamento ofrece a los ayuntamientos catalanes un servicio de asesoramiento y medición de campos electromagnéticos.

Paralelamente, ha subscrito un convenio de cooperación con el Hospital Ramón y Cajal de Madrid y su Departamento de Bioelectromagnetismo, para la evaluación de los riesgos biológicos de la red de alta tensión

Figura 73
Ocultas bajo el pavimento de calles y aceras discurren potentes redes de alta y media tensión

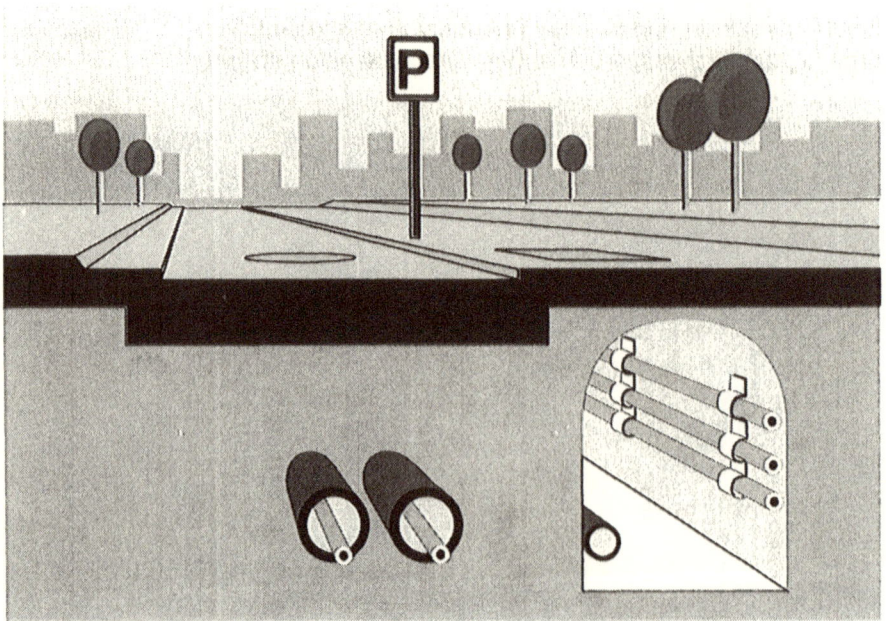

114

Red de media y baja tensión

La redes de media tensión (2.000-25.000 V) y baja tensión (220-2.000 V) pueden resultar tanto o más peligrosas que las de alta tensión por su mayor proximidad a nosotros, puesto que se ubican frecuentemente enterradas bajo las aceras y, sobre todo, por la larga duración de la exposición, que es casi permanente en el entorno urbano.

Un paseo por cualquier calle de una gran ciudad nos puede sorprender, si disponemos de un sencillo medidor de campo magnético (Dr. Gauss) Podemos observar que la medición frecuentemente sobrepasa los 5 mG, y que en muchos itinerarios cotidianos por zonas comerciales, se mantiene por encima de 8 miliGauss, o sea el doble o el triple de la radiación que recibimos si trabajamos delante de un ordenador de baja radiación (2,5 mG).

Sometidos a este estrés electromagnético permanente, no es de extrañar la agresividad de los habitantes de las grandes ciudades, especialmente al pasear dentro de esas máquinas electromagnéticas rodantes, a las que llamamos coches

Es importante observar la red de distribución de media y baja tensión que la compañía eléctrica tiene en el barrio La acometida a la vivienda siempre es más segura enterrada, generalmente a un metro de profundidad bajo la acera, pues el terreno neutraliza la mayor parte del campo eléctrico y atenúa el campo magnético. Hay que huir siempre de los antiestéticos tendidos aéreos con cables de media y baja tensión, que circulan sobre postes y columnas, o se apoyan en los muros con guitarras voladas, apenas a un metro del balcón del primer piso y a 4-5 m de altura sobre la calle O peor aún, haces de conductores eléctricos grapados a la fachada de la casa, al otro lado del muro de carga, apenas a 30 cm de la cabecera de la cama.

Hay que tener en cuenta también la existencia de transformadores locales de media/baja tensión, en esencia una enorme bobina magnética. Generalmente instalados en los bajos de la casa o enterra-

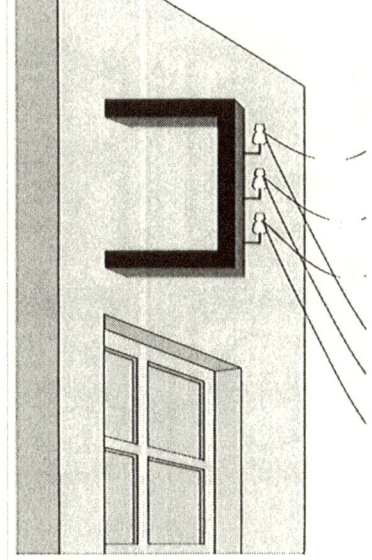

Figura 74
Conductores
sobre guitarras
muy cerca
de nosotros

115

dos bajo las aceras, están bien protegidos a nivel eléctrico pero escasamente a nivel magnético. Una fuente aún más importante de contaminación electromagnética son los tendidos que surgen de los transformadores, trepando por postes y fachadas, pues al estar escasamente protegidos, generan con frecuencia campos de hasta 200 mG.

Instalación bioeléctrica en la casa

A primera vista podemos considerar insignificante el problema que representa la contaminación electromagnética en el ámbito doméstico, pues las cargas eléctricas son muy pequeñas con 125-220 V. Sin embargo, la dosimetría* nos revela que la dosis de radiación que recibe un ciudadano de una gran urbe con frecuencia supera la exposición profesional de operarios en puestos de alto riesgo. De un lado, las distancias a la fuente electromagnética son muy cortas, con frecuencia menores de un metro y el tiempo de exposición muy largo, casi de 24 horas diarias en el medio urbano.

Figura 75
En la instalación eléctrica interior debemos evitar la formación de bucles cerrados

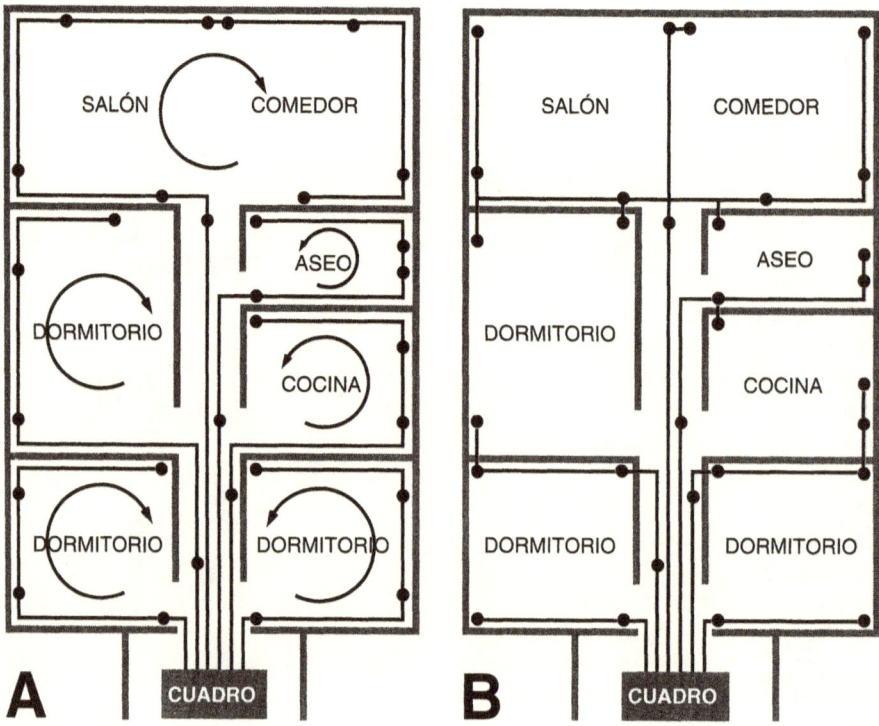

Dentro de la casa, la calidad ambiental exige nuevos criterios de instalación eléctrica a fin de minimizar los riesgos de contaminación electromagnética. El criterio bioeléctrico exige reducir las influencias de los campos electromagnéticos en la salud humana y el primer paso empieza en la mesa de dibujo del instalador electricista al decidir el trazado de la red. Debe realizarse un diseño en espiga, o espina de pez, o sea una red abierta como un árbol, y evitar los bucles cerrados alrededor de una habitación, que producen un circuito electrónico oscilante, generador de radiofrecuencias.

Usaremos preferentemente conductores apantallados (cable coaxial), del tipo usado en informática para evitar interferencias entre ordenadores, o mejor aún, realizaremos la instalación empotrada con tubo metálico, correctamente derivado a la toma de tierra. Es preciso estudiar la correcta distribución de cargas entre fases, a fin de evitar la generación de energía reactiva, que hace correr como loco el contador de la luz aun sin consumo real, incrementando la factura y produciendo fuertes campos magnéticos.

La estructura de la casa, bien sea metálica o de hormigón armado con hierro, actúa parcialmente como una caja de Faraday, y es también como una gigantesca antena receptora de radiofrecuencias, por lo que es necesario derivarla a masa, conectando toda la masa metálica a una toma de tierra independiente.

Como vemos, la toma de tierra se revela de máxima importancia, y debe realizarse con el máximo cuidado para asegurar una baja impedancia (menor de 6 Ω), mediante la excavación de un pozo suficiente para derivar la carga calculada. Es importante mejorar la conductividad eléctrica del terreno, si es preciso con lecho de sal marina y carbón activado, asegurar el grado de humedad canalizando hacia el pozo una bajante de aguas pluviales (del tejado) y realizar el correcto mantenimiento anual para asegurar la eficacia a largo plazo.

Figura 76
El cable apantallado aísla del campo eléctrico

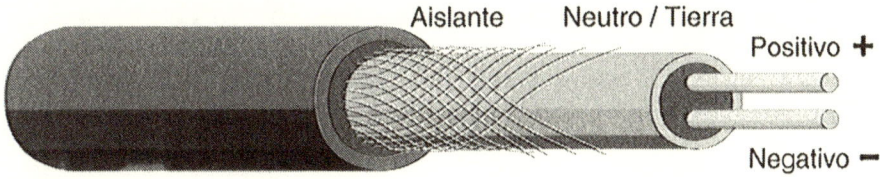

Aislante   Neutro / Tierra

Positivo **+**

Negativo **–**

117

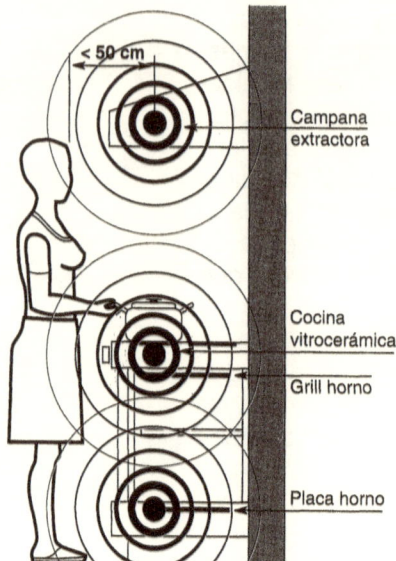

<< 50 cm

Campana extractora

Cocina vitrocerámica

Grill horno

Placa horno

Figura 77
La cocinera está sometida a múltiples campos eléctricos y magnéticos

Deben colocarse suficientes tomas de corriente (enchufes), al alcance de la mano, previendo las necesidades de consumo futuras, para evitar sobrecargar los enchufes con alargos y ladrones Se alejarán las reactancias del usuario, centralizándolas en cuadro eléctrico aparte, y situándolas igual que el cuadro de mando y protección dentro de un armario metálico derivado a tierra Si se utilizan lámparas dicroicas* a 12 V, la alimentación debe realizarse en baja tensión (9 V), distanciando los transformadores del usuario.

Es preciso estudiar la ubicación y distancia de todos los equipos y electrodomésticos que utilizan motores magnéticos, bobinas o relés, y valorar la distancia hasta los puestos de trabajo y reposo estables. La cocina requiere un diseño cuidadoso, con criterio ergonómico, pues se pasan muchas horas a muy poca distancia de múltiples aparatos eléctricos. Igualmente debe analizarse el sitio de dormir, la mesa de estudio y el sillón favorito de leer o ver la televisión, donde permanecemos muchas horas y precisamos el máximo relax.

Figura 78
El bioswich corta toda la corriente eléctrica cuando no se precisa

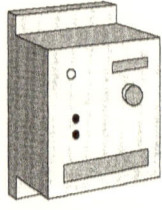

Si queremos obtener un ambiente eléctrico totalmente neutro, podemos instalar un mando a distancia para cortar totalmente la corriente eléctrica en la zona de dormitorios durante la noche, y dejar sólo corriente eléctrica en línea independiente para los circuitos indispensables como la nevera, la alarma, la luz de emergencia, etc O bien podemos recurrir a un circuito *bioswich,* un sistema programable que, instalado en el cuadro de mando, corta durante las horas nocturnas toda la corriente alterna (125-220 V) en la zona designada (dormitorios, biblioteca, etc.), dejando pasar una señal de mando en corriente continua (6 V) Con el *bioswich* activado sólo tenemos que pulsar cualquier interruptor de luz para disponer en unos milisegundos de todo el caudal eléctrico, quedando cortada nuevamente la corriente al cabo de unos minutos de apagar la luz, según hayamos programado el *bioswich.*

Seguridad y confort electromagnético

Para lograr una casa sana debemos aprender a vivir con los campos electromagnéticos, y el diagnóstico realizado hasta ahora nos permite conocer los riesgos y minimizar los peligros. De la misma manera que cuando le damos un cuchillo a un niño debemos enseñarle por dónde pincha, dónde está el filo cortante y dónde el mango para agarrarlo, debemos aprender a utilizar los aparatos electrodomésticos puesto que tienen un uso correcto, pero también un uso incorrecto e incluso peligroso La otra opción es más radical y no aconsejable, pues para conseguir un riesgo electromagnético cero tenemos que prescindir de las ventajas de la civilización, renunciar a las comodidades de los electrodomésticos y hacernos ermitaños o vivir como un apache en una reserva natural.

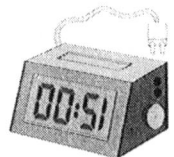

Figura 79
El radiorreloj está muy cerca de nuestra cabeza durante toda la noche

El arquitecto debe realizar la distribución del espacio, especialmente en las zonas de reposo y sueño, de acuerdo a los más exigentes criterios de calidad ambiental para asegurar el confort electromagnético. El dormitorio exige especial cuidado para lograr el máximo nivel de confort ambiental en todos los parámetros, o sea la máxima calidad biológica. Consideremos que permanecemos en el dormitorio un tercio de nuestra vida –8 de cada 24 h– y además es el momento del día en que estamos totalmente relajados y por tanto somos más vulnerables a cualquier agresión ambiental. El autor ha estudiado multitud de casos en que trastornos de salud como insomnio, jaquecas crónicas, o agotamiento matinal, desaparecen en pocos días sin más tratamiento, tras eliminar del dormitorio el

Figura 80
El dormitorio debe estar totalmente libre de radiaciones

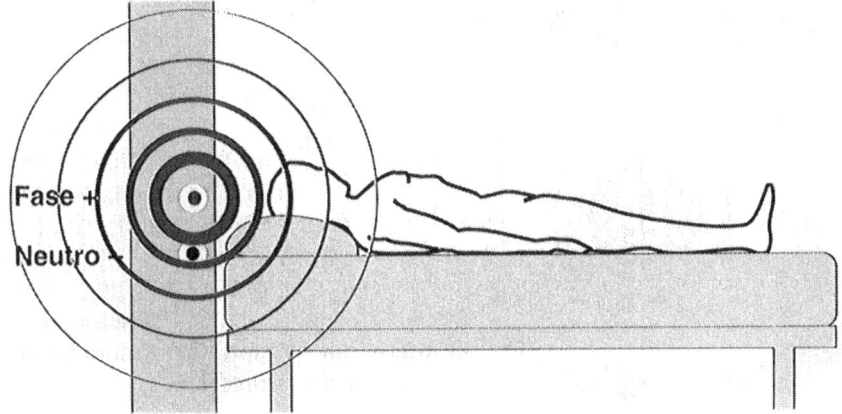

Fase +

Neutro –

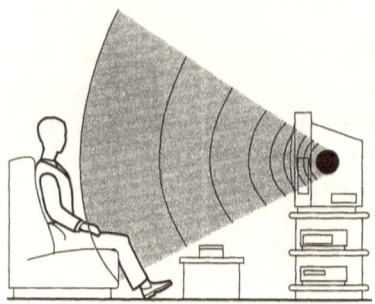

Figura 81
*Debe guardarse
una distancia
de seguridad
al televisor*

radiorreloj y el televisor. Por tanto se deben situar los puestos de trabajo, y más aún los de descanso, lejos de los focos de campos electromagnéticos, considerando la distancia de seguridad en función de la potencia instalada. Se aconseja eliminar las fuentes de campos ELF innecesarias, como las videoconsolas, los ordenadores, o las lámparas de mesilla con transformador de baja tensión y si es preciso considerar la instalación de pantallas geomagnéticas (tipo *Biosystem* o similar) en los puestos donde concurren domopatías que no pueden ser evitadas completamente, especialmente en las camas.

En los puestos de trabajo de alto riesgo, disponemos además de sistemas de neutralización activa, dispositivos que, mediante la generación de la Onda de Schumann (7,8 Hz), inducen las ondas del relax y tienen un efecto bio-equilibrador de nuestro sistema inmunitario.

Aparatos electrodomésticos

Todos los electrodomésticos son fuentes electromagnéticas, muy potentes en algunos casos, especialmente los que tienen motores, como podemos ver en el cuadro de la página 102. Las precauciones generales pasan por substituir los equipos obsoletos, generalmente con circuitos de alto consumo y muy contaminantes, por los modelos modernos de baja radiación diseñados de acuerdo con

Figura 82
*Las máquinas con
motores potentes
generan fuertes
radiaciones*

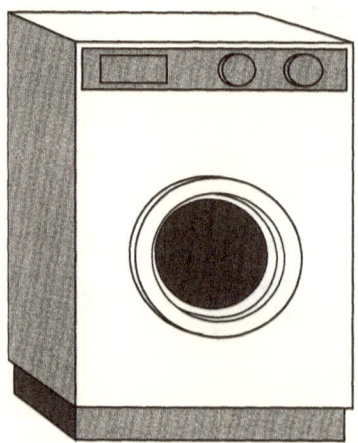

las normas más avanzadas de ahorro energético. Tengamos en cuenta que, con nuestras casas "todo eléctrico", ahorrar en el consumo de electricidad significa economizar dinero y también evitar contaminación de los campos eléctricos y magnéticos. Como norma general debemos instalar interruptores bipolares que corten fase y neutro, asegurando un campo eléctrico y magnético cero cuando no se usa el aparato. Y es mejor desconectar totalmente, incluso desenchufar, los aparatos que no se usan frecuentemente, para evitar el *electrosmog*.

Análisis de ambientes

A lo largo de este libro hemos identificado las fuentes de problemas y tenemos unos criterios generales de actuación, pero algunos ambientes tienen una problemática particular por lo que a continuación hacemos un estudio pormenorizado

Dormitorio. El dormitorio debe estar absolutamente libre de campos eléctricos y magnéticos durante la noche, alejando el radiorreloj y cualquier otro aparato eléctrico de la cabecera. Es preferible prescindir del televisor, y por supuesto, del ordenador, cerca de la cama. Si no es posible eliminarlos deben desconectarse totalmente todos los aparatos durante la noche (interruptor bipolar). Incluso deben evitarse las líneas eléctricas cerca de la cabecera, por lo que es recomendable instalar un circuito de corte del tipo *bioswich*.

Figura 83
La cocina tiene
múltiples aparatos
eléctricos

Cocina. La cocina es el lugar con más fuentes de contaminación electromagnética, pero no vamos a prescindir de los electrodomésticos. Debemos modificar nuestros hábitos de uso y evitar permanecer al lado del microondas, del extractor de humos o del lavavajillas mientras funcionan, programando nuestra actividad para realizar faenas en otra área de la casa.

Podemos usar al mínimo o prescindir de ciertos aparatos muy contaminantes, como el televisor, el microondas o la cocina vitrocerámica que funciona por inducción magnética, modificar la ubicación de los diversos electrodomésticos, concentrándolos todos en una

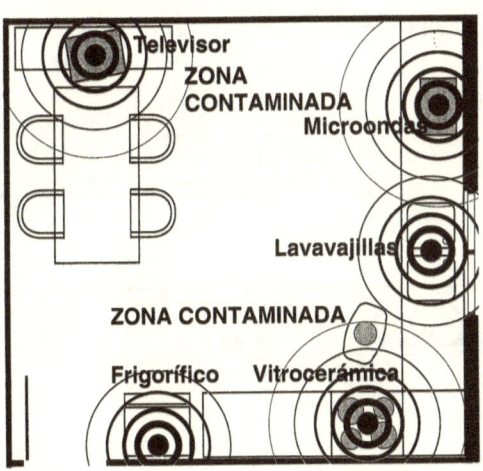

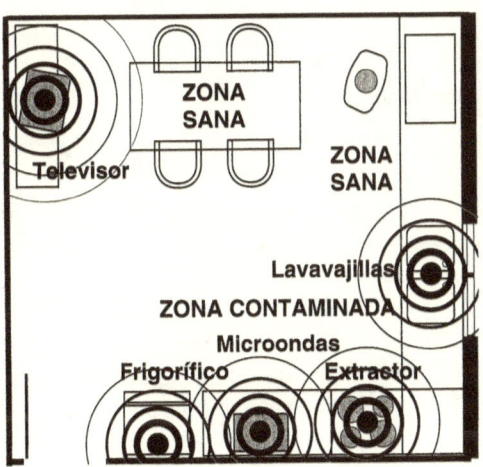

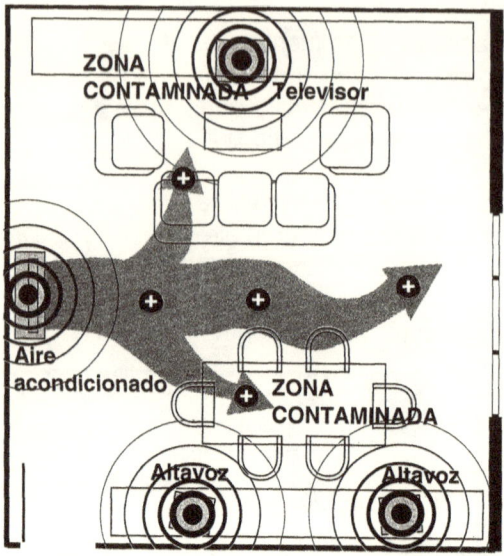

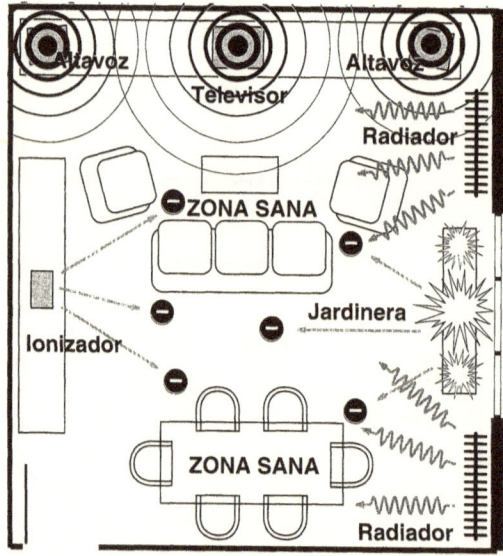

Figura 84
Es posible crear
una zona sana
en el salón

misma zona, y disponer la mesa y el lugar de trabajo habitual en una zona sana lejos de las fuentes electromagnéticas.

Dado que la cocina es una importante fuente de olores potencialmente tóxicos, como gas, alimentos, residuos, productos de limpieza, etc , debe asegurarse la máxima ventilación para obtener la calidad del aire óptima.

Salón. A la presencia dominante del televisor, nuestro moderno altar de culto, se suma ahora el vídeo, el equipo HiFi, el aire acondicionado (tipo *fan-coil*) y cada vez más el ordenador multimedia, que crean campos ELF en el salón. Para tener un ambiente más sano podemos considerar prescindir del aire acondicionado (iones positivos), instalando radiadores convencionales con circulación de agua caliente.

Instalar en el salón un generador de iones o, mejor aún, colocar plantas vivas asegura la correcta calidad eléctrica del aire mediante la producción de iones negativos Una correcta distribución de los muebles permite un uso adecuado del espacio y evita el estrés electromagnético por la proximidad de los aparatos. El ambiente se caldea y se neutraliza eléctricamente si evitamos las pinturas sintéticas y colocamos un buen parquet de roble y alfombras de pura lana virgen

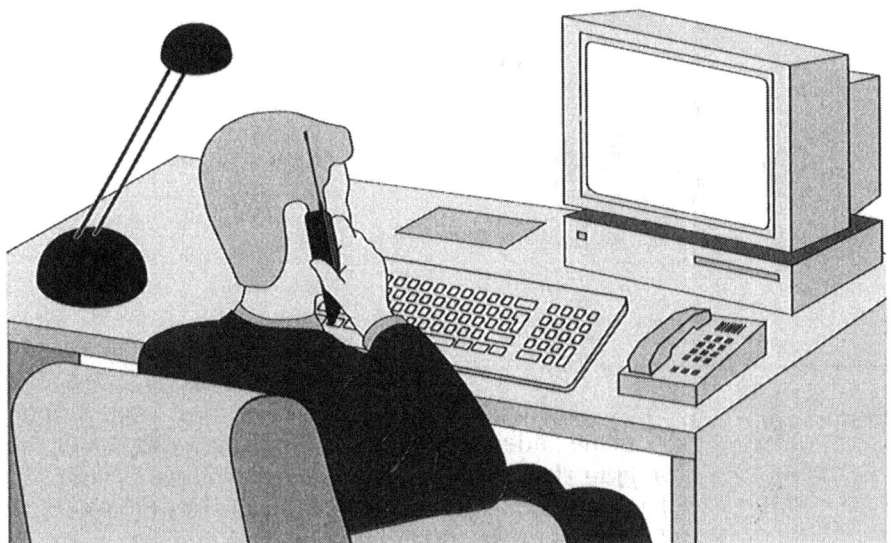

Despacho. Un despacho está hoy totalmente tecnificado y concentra en apenas dos metros cuadrados muchos aparatos. Es inevitable la presencia de uno o más ordenadores, con impresora, módem, fax, telefonía inalámbrica y teléfono móvil. Frecuentemente tenemos monitores de vídeo, fotocopiadora o multicopista, y casi siempre instalación de aire acondicionado. Además la decoración incluye habitualmente muebles metálicos o de melamina, con grandes superficies de moquetas sintéticas y pinturas acrílicas.

La correcta ergonomía del puesto de trabajo exige elegir muebles de madera natural, alfombra o moqueta de lana virgen y pinturas ecológicas, con lo que evitamos cargas eléctricas y emisiones tóxicas. Debemos estudiar el puesto de trabajo de modo que permita estar lejos del ordenador (>1 m) cuando no es imprescindible, al telefonear o hacer trabajo de escritorio, y disponer todos los demás aparatos a la máxima distancia que sea funcional (1-1,50 m).

La impresora y la fotocopiadora deben disponerse, si es posible, en un cuarto aparte, con extracción de aire y ventilación forzada, para evitar las emisiones de tóner. Un ionizador y las

Figura 85
El tiempo de permanencia es muy largo

Figura 86
El ionizador mejora la calidad del aire

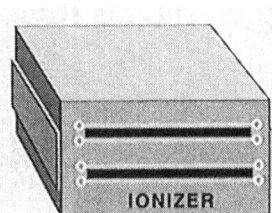

123

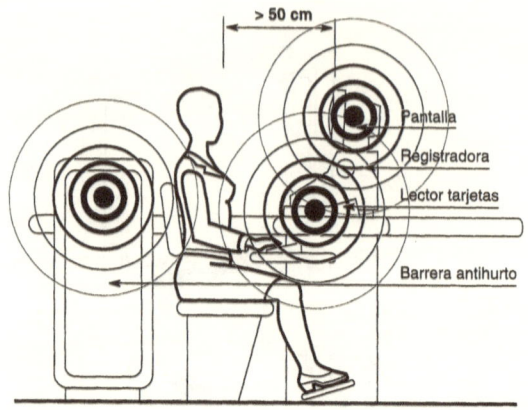

Figura 87
Largo tiempo de inmovilidad en un espacio muy contaminado

plantas vivas (macetas) aseguran la buena calidad eléctrica del aire

Mostrador. Frecuentemente en un espacio muy reducido (< 1m²), encontramos la caja registradora con varios lectores de tarjetas magnéticas y, cada vez más, las pantallas de ordenador y las barreras magnéticas antihurto (detectores de metales), todos ellos generadores de campos electromagnéticos. La higiene del puesto de trabajo exige, además de un mobiliario ergonómicamente adaptado, disponer los aparatos contaminantes concentrados en una zona, lo más alejados posible del trabajador, y evitar los materiales electrostáticos en su entorno.

Distancias de seguridad

Horno microondas	> 2,50 m puesto trabajo estable
Horno de inducción	> 1,50 m puesto trabajo estable
Cocinas vitrocerámicas	> 1,50 m puesto trabajo estable
Televisor	> 2,50 m sofá habitual
Videoconsola	> 2,00 m limitar uso prolongado
Secador de pelo	Usar modelo mural (semi profesional)
Radiorreloj	> 1,50 m cabecera cama
Ordenador	> 0,70 m evitar uso continuado (descansos)
Walkman o cascos HiFi	Limitar horas uso
Teléfono móvil	Limitar uso, abrir antena, usar kit manos libres

13. Arquitectura sana

Arquitectura biológica

Hablar de arquitectura biológica o de Bioarquitectura* revela una nueva sensibilidad hacia el hábitat humano, una actitud consciente de la vida y de las sutiles interacciones biológicas con el entorno. El arquitecto biológico considera cuidadosamente todos los factores microambientales, que hasta ahora hemos puesto de relieve, en todas las fases del proyecto y la ejecución de la obra.

Y de acuerdo con Mariano Bueno en *El gran libro de la casa sana*, hay otros aspectos a tener en cuenta para conseguir un entorno sano y libre de contaminaciones en el hogar. A continuación consideramos los principales.

Ruido ambiental

El ruido es con frecuencia una intromisión intolerable en nuestro ambiente urbano; si no disponemos del adecuado silencio e intimidad para estar en casa, no tenemos un hábitat sano. Hay que considerar que podemos cerrar los ojos a la luz, pero no podemos cerrar los oídos al ruido, el oído humano no descansa nunca, ni siquiera dormido o anestesiado.

Es difícil encontrar el silencio absoluto de 0 decibelios (dB); en una sala de conciertos se exige un nivel máximo de 15 dB, y con menos de 20 dB decimos estar en silencio. Para tener confort el nivel de ruido no debe superar 25 dB. Por el contrario, el umbral del dolor se alcanza a partir de los 110 dB, como el sonido de una sierra circular o el despegue de un reactor comercial.

En el medio urbano hay múltiples fuentes de ruido ambiental, en diversas frecuencias acústicas: gritos, obras, motos, sirenas, aviones... El ruido de fondo urbano supera

Figura 88
Estamos sumergidos en un océano de vibraciones

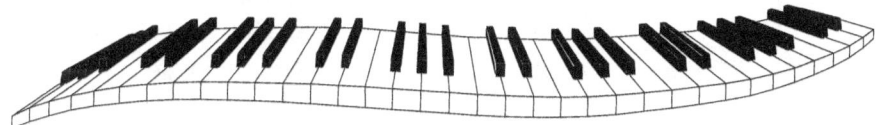

125

con facilidad los 70-75 dB, haciendo difícil la conversación normal. Dentro de la casa tenemos también muchas fuentes de ruido: televisión, HiFi, aparatos electrodomésticos, voces, portazos. . y necesitamos el silencio (< 20 dB) para obtener un sueño reparador

Pero la agresión del ruido no se limita sólo al espectro audible, las frecuencias inaudibles, infrasonidos y ultrasonidos, pueden producir daños a la salud, especialmente sordera. También han de considerarse como un factor que altera la calidad ambiental las vibraciones, muchas veces infrasónicas, como las producidas por excavaciones, tráfico de automóviles, o las procedentes del metro, ferrocarriles y autobuses al ralentí

Calidad del aire

La calidad del aire que respiramos es vital para la salud, por lo que si es precisa la realización de una instalación de climatización, su cálculo y diseño deberá considerar los factores microambientales, a fin de evitar las múltiples patologías del edificio enfermo.

Es importante el control de la ionización total y del equilibrio entre iones positivos y negativos. Si fuera preciso, aconsejamos instalar aparatos ionizadores y prevenir el efecto corona, eligiendo equipos con fibra de carbono que evitan la producción de ozono Es preciso estudiar la circulación y la velocidad del aire evitando las corrientes y las turbulencias, cuidar el filtraje como ya hemos citado, evitando el polvo y otros contaminantes químicos y biológicos como polen y ácaros.

El confort depende mucho de la humedad relativa del aire. Precisamos una correcta ventilación con la suficiente renovación de aire fresco, realizando al menos una renovación por hora El quipo de climatización debe equilibrar la aportación de calor y/o frío para garantizar el confort térmico, permitiendo los ajustes en función del uso real del espacio, considerando el vestuario y la actividad corporal desarrollada en cada espacio, y en función de las necesidades reales del usuario.

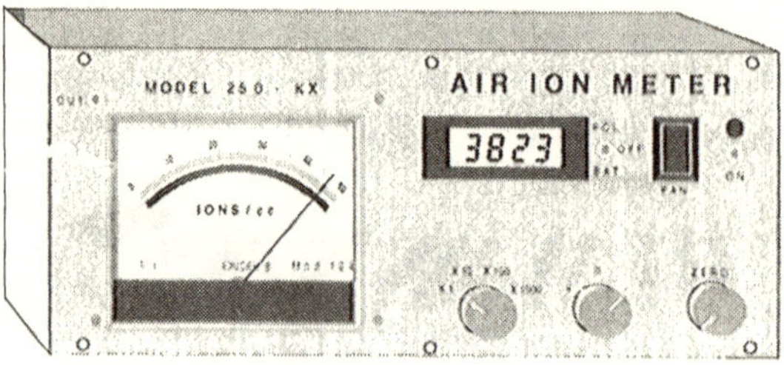

Figura 89
Es preciso controlar el equilibrio iónico del ambiente

126

Luz, color e iluminación

La luz es energía electromagnética, cada color visible corresponde a una banda de frecuencias precisa, con importantes efectos, físicos y psíquicos. El primer factor a considerar es la cantidad de luz. no podríamos vivir en una habitación absolutamente negra, por supuesto, y demasiada luz puede ser fatigante para nuestros ojos. El balance de la luz, la distribución de luz, penumbra y sombra, dan relieve al espacio, lo hacen habitable y adecuan la cantidad de luz a las necesidades de uso de cada usuario

La importancia física y psicológica del color es de sobra conocida desde la antigüedad. En la Roma clásica la púrpura era el tinte más apreciado (más cara que el oro), y se pagaban fortunas por él. Hoy los tintes sintéticos ponen el uso del color al alcance de todo el mundo Sabemos que los colores producen en primer lugar estimulación endocrina, activando todas nuestras hormonas, con efectos psicológicos y emocionales muy profundos.

El espacio del comedor, como el de un restaurante público, requiere un ambiente cálido; materiales naturales como madera, cerámica o textiles en colores con componente naranja y roja, como terracota, granate, castaño, calabaza, estimulan los jugos gástricos y favorecen la conversación Un ambiente casi en penumbra, en tonos melocotón, con una luz intensa puntual sobre la mesa, puede favorecer el estudio y la concentración.

Por el contrario, los tonos fríos, verdes y azules, sobre todo los azules más oscuros (azul noche), son relajantes, favorecen el sueño y el reposo profundo Luz y color ejercen profundos efectos psicológicos que serán tratados en un próximo libro de la colección

Intensidades de iluminación

INTERVALO	ILUMINACIÓN	ACTIVIDAD
Banda A	20 - 50 lux	Zonas públicas exteriores.
Iluminación mínima	75 - 150 lux	Accesos, almacenes.
Banda B	200 -300 lux	Talleres, auditorios.
Iluminación general	500 - 2.000 lux	Oficinas, maquinaria, imprenta.
Banda C	3.000 - 5.000 lux	Joyería, relojería.
Iluminación intensiva	7.500 - 20.000 lux	Microelectrónica, quirófanos.

Materiales de decoración y construcción

Los materiales de revestimientos interiores, que usamos para vestir paredes, techos y suelos, tienen un importante efecto químico y electrostático por su gran superficie. Debemos eliminar el uso de pinturas y barnices sintéticos, especialmente los acrílicos, productores de emisiones tóxicas y con gran carga estática. Es conocida la toxicidad química del formaldehído, causante de alergias respiratorias y alergias de contacto, por lo que aconsejamos el uso de pinturas ecológicas y vestir la casa con fibras textiles naturales.

Los materiales ecológicos de construcción, muchas veces de uso tradicional durante siglos, evitan la presencia de radiaciones nocivas. Deben evitarse los materiales exóticos y dar preferencia a los de la propia comarca. Aquellos que proyectan construirse una nueva casa deben considerar que las nuevas tendencias en bioarquitectura, como la arquitectura bioclimática o la ecoarquitectura, son formas respetuosas de crear un hábitat sano.

Efectos electroquímicos de los materiales

No suele condiderarse el efecto eléctrico de los materiales de construcción y decoración que nos rodean. Sabemos que muchos materiales usuales que podemos tocar con nuestras manos, como moquetas acrílicas, aglomerados, melaminas y muchos plásticos presentes en nuestras casas, no son sanos por sus emisiones químicas tóxicas.

No debemos olvidar los elementos de la construcción invisibles, como los aislantes, insonorizantes, o barreras antifuego, que permanecen ocultos en el interior de muros y tabiques, y que pueden producir emisiones nocivas ionizadas, especialmente en caso de incendio.

No es menos importante la presencia de colas y adhesivos sintéticos en muebles y papeles pintados que, junto a las pinturas y barnices acrílicos, nos afectan de manera importante pues recubren grandes superficies.

Y a todo esto hay que añadir el abuso de productos de limpieza, los nuevos detergentes y blanqueadores mágicos de la guerra de "lava más blanco"; estos productos dejan todas las superficies de la casa saturadas de substancias extrañas, repelentes al tacto y con extraños olores sintéticos. Todos tienen efectos electroquímicos ya conocidos, pues producen efluentes tóxicos, como el peligroso formaldehído, que irritan nuestra piel, atacan nuestras mucosas y pueden ser absorbidos a través de metabolismo.

La mayor parte de estos materiales llamados "modernos", generalmente usados en construcciones de bajo presupuesto, contribuyen también a alterar el ambiente eléctrico de nuestra casa. Al ser muy aislantes, impiden la natural descarga a tierra de la electricidad, por tanto son generadores de cargas electrostáticas superficiales, favorecen la aparición de radicales libres y contribuyen a incrementar la ionización.

A su vez, este ambiente electrificado de nuestro hábitat favorece la proliferación de plagas, insectos, parásitos y bacterias, que alteran la calidad del aire respirable. Todos ellos son comunes contaminantes biológicos como la *Legionella pneumophila*, que se desarrolla "feliz" en los evaporadores y conductos de aire acondicionado de las oficinas. Estos contaminantes pueden ser causa de múltiples afecciones como neumonía, tuberculosis, gripe, dermatitis, alergias y otras infecciones graves.

Si queremos favorecer la calidad biológica en la casa, la escuela y el trabajo, debemos recuperar el gusto y la sensibilidad por el confort de los buenos materiales tradicionales, generalmente algo más caros, pero que aportan un nivel superior de calidad ambiental.

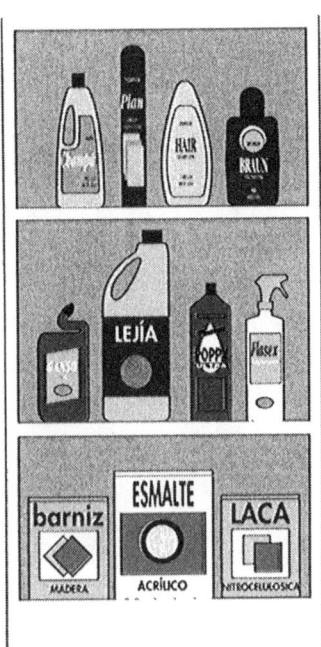

Figura 90
El arsenal doméstico de la "guerra química" crece cada día

Domótica, ¡peligro!

La domótica* nos invade: la casa ultramoderna completamente robotizada está ya al alcance de la mano. Sólo es cuestión de imaginación y presupuesto: consultando una pantalla y apretando un mando a distancia, puedo encender el horno, programar la calefacción de la casa por teléfono desde la estación de esquí y, con el teléfono móvil, incluso desde el coche.

La publicidad nos inunda de ofertas de sillones y camas automatizadas, llenas de motores eléctricos con mando a distancia, capaces de adoptar cualquier postura, incluso

Figura 91
El control de la salud está en nuestras manos

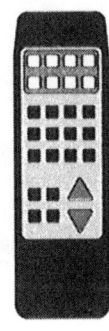

129

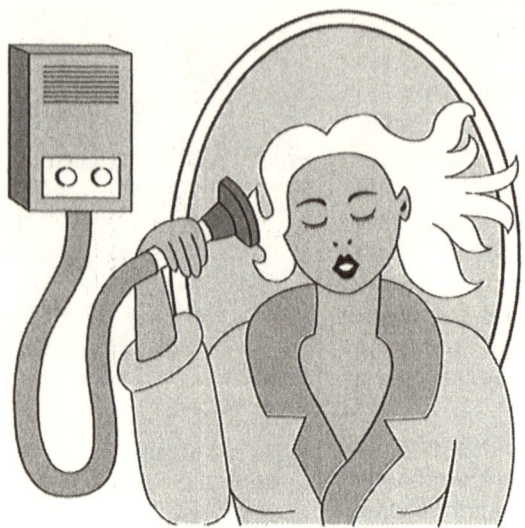

Figura 92
Podemos cambiar nuestros hábitos domésticos

con mecanismos vibratorios relajantes. Podemos instalar una ducha programable, con baño de vapor, sauna, y todas las funciones imaginables, a la que sólo le falta saber nuestro perfume favorito. Electrónica, bobinas y motores que generan campos electromagnéticos a escasos centímetros de nuestro cuerpo, con efectos poco estudiados todavía.

Con la domótica nos llega también una invasión de sistemas de alarmas, videoseguridad, electrónica de control, etc., que nos llevan hacia una casa cada vez más estanca, ultrasegura y tan blindada como una fortaleza, en pro del ahorro energético y de la seguridad personal, pero con una atmósfera artificial llena de fuentes de *electrosmog*.

Es preciso evaluar todos estos sistemas antes de aconsejar su instalación, para ser conscientes del riesgo electromagnético que incorporan a nuestro hábitat.

Próximos títulos de la colección Biblioteca ConCiencia
La bioconstrucción y la decoración interior para una casa sana será desarrollada en próximos títulos de la colección Biblioteca ConCiencia, dedicados a vestir la casa. En cada uno de ellos se darán consejos prácticos para lograr fácilmente, uno mismo, una Casa Sana, estudiando los materiales, las formas y el diseño de la decoración, los revestimientos y pinturas, la luz y el color, de acuerdo a las técnicas de la arquitectura biológica.

14. Salud integral

Terapia psicoenergética

Un organismo equilibrado, un cuerpo relajado, sano y en armonía, tiene disponible toda su energía vital para defenderse de las agresiones del medio; sean estas químicas, bacteriológicas o electromagnéticas, nuestro sistema inmunitario las enfrenta eficazmente.

Cualquier agresión externa es una causa de estrés. Inicialmente, este se manifiesta a nivel psicológico, y nos causa insomnio, ansiedad, cefaleas o cansancio. Si permanece más tiempo, el estrés nos afecta a nivel muscular y empieza a causar tensiones internas que trastornan el buen funcionamiento de los órganos. Observamos que se producen cortes de digestión, estreñimiento, secreción biliar alterada. Pero si la situación de estrés se mantiene mucho tiempo, llega a afectar a nivel celular profundo y puede ser causa de graves alteraciones de la salud.

Figura 93
La integración
cuerpo-mente
refuerza
nuestro sistema
inmunitario

Decimos *mens sana in corpore sano* pero no lo ponemos en práctica, pues la primera fuente de estrés está dentro de nosotros mismos. Una mente nerviosa, un temperamento agitado, son el primer punto débil por donde nos atacará el factor externo de agresión. De ahí que, siguiendo la tradición, recomendemos una cura de relax ante cualquier patología por campos electromagnéticos. Podemos encontrar el relax en el balneario o en el centro de yoga, adquiriendo nuevos hábitos

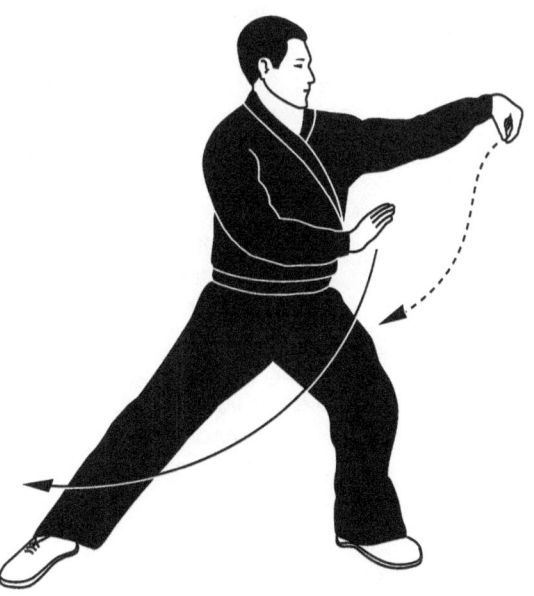

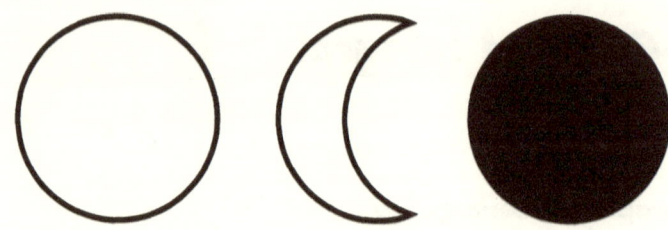

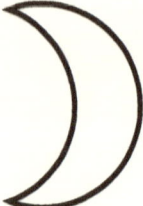

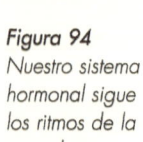

Figura 94
Nuestro sistema hormonal sigue los ritmos de la naturaleza

como aprender a respirar, que nos permiten conseguir la relajación ante cualquier circunstancia.

Practicar el arte, especialmente la música, sigue siendo uno de los mejores remedios para el cuerpo y el alma. Por ejemplo, pintar una acuarela al aire libre, tocar un instrumento o escuchar en nuestro sofá favorito una sonata de Bach. Esta actividad armoniza en pocos minutos el perfil de nuestro electroencefalograma, eliminando las alteraciones neuróticas de estrés producidas por el *electrosmog*.

Tradicionalmente, desde hace 5.000 años, se ha recomendado la práctica del yoga como disciplina perfecta para poner en forma mente y cuerpo. Hoy está de moda el tai'chi, llamado el yoga chino, que con sus movimientos suaves y fluidos permite encontrar la armonía interior y el equilibrio cuerpo-mente. En ambos es una constante la atención consciente hacia el propio cuerpo y en especial hacia la respiración.

En nuestra sociedad tan sedentaria, el ejercicio físico, y en general cualquier deporte, son una práctica saludable a nivel psíquico y físico. Las actividades intensas en contacto con la naturaleza, como el campo a través, el montañismo o la natación, consiguen una descarga total del estrés y de las energías nocivas que se acumulan en el ambiente urbano contaminado y nos dan una carga de energía vital y oxígeno puro.

Para reforzar nuestras defensas a nivel bioquímico está demostrado que una alimentación biológica es altamente eficaz. Debe ser una dieta rica en productos frescos y naturales, cultivados según los biorritmos de la naturaleza, sin productos químicos. Una alimentación biológica nos aporta múltiples vitaminas y oligoelementos que refuerzan las defensas de nuesto sistema inmunitario.

Ante cualquier patología es adecuado plantearse un descanso biológico, realizando una dieta de limpieza,

como la dieta de fruta, o un ayuno. Tradiciones tan arraiga-
das en todas las culturas, como la Cuaresma o el
Ramadán, han sido desde siempre mecanismos naturales
de desintoxicación y revitalización.

Debemos ser conscientes de los biorritmos de la naturaleza; esos relojes naturales que son el Sol y la Luna
ponen en hora nuestros relojes biológicos actuando sobre
la glándula pineal y favorecen además la secreción de la
melatonina que, a su vez, actúa como controladora de la
serotonina y la dopamina, hormonas de potentes efectos
neurotransmisores. Nuestro sistema inmunitario responde
positivamente a estos estímulos naturales; una vez elimina-
do el estrés y vencido el insomnio, la amenaza del cáncer
se aleja.

Un consejo que engloba todo lo anterior es la dieta de
los Cuatro Elementos. Debemos conectar con nuestro
entorno natural cada día, usar la Tierra, el Agua, el Aire y el
Fuego es una receta tradicional que está cargada de sentido común. Debemos preguntarnos cuánto de tierra, agua,
aire y sol tomamos cada día, y esa será la medida de nuestra salud.

Podemos buscar un rato para conectar físicamente con
la tierra, mejor descalzos, en el monte, el parque o en la
playa y descargar las cargas electrostáticas. Quizá podemos beber frecuentemente agua corriente de manantial,
agua viva plena de energía y revitalizar nuestros fluidos
corporales. Es fácil abrir la ventana cada mañana y practicar el baño de aire fresco, ligeros de ropa, y bañarnos de

Figura 95
Salir fuera de la
ciudad nos relaja
y revitaliza

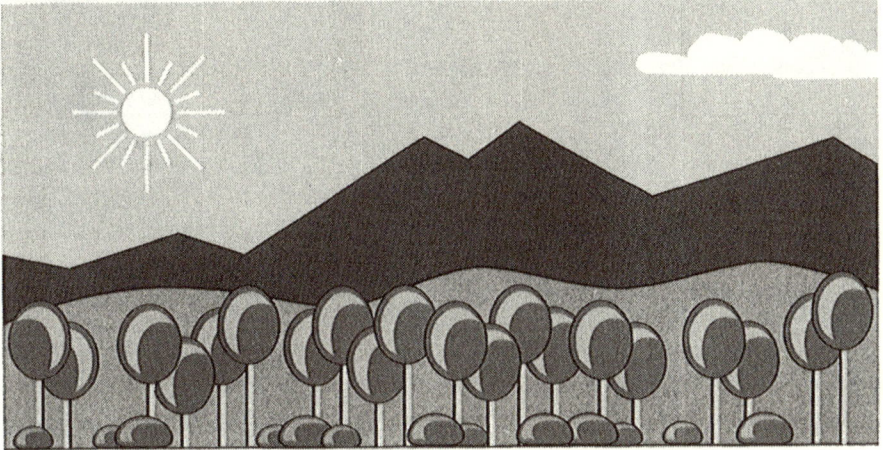

iones negativos. Todos sabemos que exponer la piel al Sol cada día, al menos media hora, especialmente en invierno, es una fuente de energía y vitalidad.

Finalmente consideramos el Éter, el quinto elemento de los griegos, que tiene una dimensión mental y casi espiritual. Posiblemente cada noche podemos mirar las estrellas, y poner un poquito de poesía, de meditación y de pensamientos elevados en nuestra mente, antes de dormir, en vez de nuestra dosis diaria de televisión y obtendremos la paz mental, el reposo profundo y la salud integral.

⚡⚡⚡

El Buen Sitio en un entorno sano

Estas son algunas prácticas sencillas, que podemos adoptar como hábitos frecuentes, para conseguir nuestra utopía y eliminar los trastornos del estrés electromagnético:

- Vivir en contacto con la naturaleza, elegir un lugar virgen y bello, lleno de árboles viejos y frondosos, con amplias panorámicas del mar y la montaña, para construir con nuestras propias manos una casa amplia y hermosa, realizada con materiales tradicionales.

- Madrugar, despertar con el canto de los pájaros, viendo surgir cada día el Sol sobre el horizonte, es la mejor forma de regular nuestros relojes biológicos y vencer el insomnio al favorecer la producción de melatonina.

- Respirar con frecuencia el aire purísimo de la alta montaña, rico en iones negativos; beber agua pura que mana corriendo del manantial, cargada de energía electromagnética surgiendo de lo profundo de la tierra y tomar cada día alimentos frescos y naturales.

- Realizar, al menos en fin de semana, un trabajo ligero y relajante en contacto con la tierra, como recoger setas o cultivar un pequeño huerto o un jardín; salir a correr, por la mañana, descalzo por la playa o pisar el césped húmedo, son formas naturales y baratas de eliminar el estrés electromagnético.

- Cerrar el día contemplando relajados la puesta del sol, leer un buen libro o contar historias delante del fuego de la chimenea, elimina toda causa de insomnio y permite dormir profundamente relajado, recuperando energías para enfrentar el desafío de cada día.

■ Epílogo

Salud y calidad ambiental

De un lado, el progreso de la investigación científica denuncia cada vez más, como someramente hemos visto, múltiples peligros para la salud humana si seguimos tolerando los actuales niveles de contaminación electromagnética en el hábitat. Al mismo tiempo, las entidades responsables están generando normativas que aconsejan a los gobiernos disminuir urgentemente los umbrales de emisión de *electrosmog* actualmente tolerados.

Del otro, un incremento de la sensibilidad del consumidor con una mayor exigencia de calidad en el entorno habitable, actuando como ciudadano cada vez más consciente, nos lleva a demandar de la administración y las instituciones responsables la implantación de nuevos criterios en el diagnóstico de estos factores microambientales, que interaccionan de manera invisible en la salud del hábitat.

De acuerdo a estas premisas, el autor propone un nuevo modelo de control de la calidad ambiental, que surge de la interacción de los ámbitos del Medio Ambiente, la Física y la Biología, la Arquitectura y la Ingeniería ecológicas y la moderna Geobiología científica.

Las líneas de acción pasan por la creación de equipos de control de la calidad ambiental en todas las instituciones con responsabilidad medioambiental, equipados para detectar el *electrosmog* en todas sus formas, procedentes de campos electromagnéticos, fenómenos radiactivos y radiofrecuencias principalmente. Esto afecta a la administración del estado, administraciones autonómicas, diputaciones y ayuntamientos, que tienen la responsabilidad directa de la salud pública; pero atañe directamente a las universidades y escuelas técnicas y los institutos de investigación ambiental que deben promover la investigación en estas áreas.

El asunto atañe muy directamente a las compañías eléctricas y de telecomunicaciones, que muchas veces están en el punto de mira del ciudadano, como presuntos autores de esa creciente contaminación electromagnética. En otro plano, el control de calidad ambiental interesa a todos los colegios profesionales implicados, especialmente arquitectos, aparejadores, interioristas, geólogos e ingenieros, al igual que médicos y biólogos, que deben coadyuvar en la creación de nueva legislación con una normativa de salud ambiental.

Pretendemos implicar también en la lucha por la salud laboral a las asociaciones de empresarios, mutuas patronales y sindicatos, porque están soportando directamente una pérdida de rendimiento laboral, con altos sobrecostes sanitarios, fácilmente evitables. Y por supuesto, el control de la contaminación electromagnética interesa a la sanidad pública a fin de evitar la gran incidencia de múltiples patologías y reducir el gasto sanitario.

Aquí el autor se pone por tanto a disposición de todos ellos, y también de los grupos ecologistas, las asociaciones de consumidores y usuarios para desarrollar una conciencia ecológica y trabajar juntos por la mejora de la calidad ambiental y el hábitat sano a que tenemos derecho todos los ciudadanos.

Debemos recordar que somos todos los ciudadanos los que demandamos cada vez más comodidades, más electrodomésticos y más consumo eléctrico. Somos nosotros, como consumidores, los que compramos la corriente eléctrica a la compañía. Por lo tanto también somos nosotros, como personas, los que podemos decir: no contamines más y ahorra, ¡desenchufa!

Figura 96
*Podemos hacer
un uso consciente
de la energía*

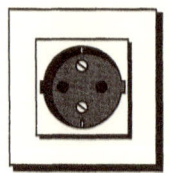

■ Glosario

Bäubiologie: Literalmente, conocimiento o estudio de la vida en la casa. Del alemán *bäu:* casa. Ver también domobiología y geobiología.

Bioarmónico: Factor, elemento o entorno que armoniza con los procesos de la vida.

Bioenergética: Rama de la biología que trata de las interacciones y transformaciones energéticas que tienen lugar en los organismos vivos.

Bioinformación: Sistema biológico de transmisión de información intercelular.

Biometeorología: Estudio de las interacciones entre los seres vivos y la meteorología.

Caja de Faraday: Recinto metálico cerrado que, correctamente derivado a tierra, aisla de los campos eléctricos y radiofrecuencias.

Cancerígeno: Agente capaz de inducir el desarrollo de un cáncer.

Cuántica: Rama de la física que estudia las partículas fundamentales de la materia, los quarks. Inicialmente se refiere a la llamada teoría o hipótesis cuántica.

Domopatía: Literalmente, patología de la casa. Del latín *domus:* casa.

Domótica: Tecnología de automatización de la casa.

Domobiología: Literalmente, conocimiento o estudio de la vida en la casa. Del latín *domus:* casa. Ver también geobiología y *bäubiologie.*

Dosimetría: Medición de la dosis absorbida de un agente contaminante. Por extensión se aplica a la determinación de cualquier magnitud absorbida.

Electrosmog: Contaminación ambiental por ondas electromagnéticas.

Efecto placebo: Uso de un preparado, desprovisto de efectos farmacológicos, administrado a los pacientes para efectos psicológicos o como control en la evaluación de la supuesta acción farmacológica curativa de una substancia.

Electromagnético: Relativo a los fenómenos eléctricos y magnéticos.

Electrostático: Relativo a la electricidad en reposo, como la carga eléctrica de un objeto.

Ergonomía: Estudio de la capacidad y psicología humanas en relación con el ambiente de trabajo y el equipo manejado por el trabajador.

Factores microambientales: Factores de baja intensidad que alteran la calidad ambiental, hasta ahora no suficientemente valorados, los cuales no son perceptibles por los sentidos convencionales.

Fotofobia: Aversión anormal a la luz, literalmente horror a la luz. Dícese de los ojos muy sensibles a ciertas radiaciones lumínicas.

Fusión termonuclear: Proceso de transmutación atómica mediante la unión de átomos ligeros que genera grandes cantidades de energía, especialmente el H al transformarse en He.

Geobiología: Disciplina que estudia las interacciones biológicas entre los seres vivos y los campos energéticos, naturales y artificiales, presentes en nuestro hábitat. También se conoce como domobiología o medicina del hábitat.

Geopatía: Patologías producidas por factores geológicos. Del latín *Gea:* Tierra.

Geopatógeno: Entorno que tiene anomalías geofísicas o geopatías.

GPS: *Global Position System*, sistema de navegación por satélite, basado en microondas, que permite posicionarse en cualquier punto del planeta con gran precisión.

GSM: Sistema de telefonía móvil digital, basado en microondas.

Impedancia: Resistencia total aparente que ofrece un circuito eléctrico, como una toma de tierra, al paso de la corriente alterna.

Infrasonidos: Sonidos de muy baja frecuencia que son inaudibles para el oído humano.

Ionización: Proceso por el cual un átomo o molécula pierde o gana electrones, con lo que adquiere una carga eléctrica neta, transformándose en un ión. Efecto de romper el equilibrio eléctrico del átomo produciendo iones.

Isolínea: En un mapa, línea que une los puntos de igual valor, por ejemplo los de igual cota de altura, los de igual presión atmosférica, o los de idéntica intensidad magnética.

Isótopos: Elementos generalmente inestables, con igual número atómico pero distinto peso atómico, por tener algún neutrón extra.

Magnetómetro: Instrumento medidor de campos magnéticos.

Meteoropatías: Patologías o trastornos producidos por factores meteorológicos.

Melatonina: Hormona secretada por la glándula pineal de los vertebrados, controladora de los ciclos sueño-vigilia.

Mutágeno: Agente capaz de aumentar la frecuencia de las mutaciones genéticas por encima de la tasa espontánea. Produce cambios genéticos por alteración de la estructura del ADN.

Onda de Schumann: Vibración básica del campo geoatmosférico que se cifra en 7,8 Hz.

Queratitis: Afección ocular con inflamación de la córnea.

Radiación cósmica: Electrones, protones y núcleos de átomos, principalmente de hidrógeno, que inciden sobre la Tierra desde todas las direcciones del espacio estelar, con velocidad cercana a la de la luz.

Radiestesia: Literalmente, capacidad de percepción de las radiaciones. Del latín *radius:* rayo o energía y *stessos:* sensibilidad o percepción. Habilidad del zahorí para detectar agua, objetos o minerales. También llamada biolocación, o localización por medios biológicos.

Radiactividad: Actividad radiante de algunos materiales, como el radio o el uranio, descubierta por Marie y Pierre Curie.

Radioterapia: Uso de las radiaciones con fines terapéuticos médicos.

Resonancia: Amplificación de una vibración por superposición de frecuencias armónicas.

Síndrome del Edificio Enfermo, SEE: Conjunto de factores microambientales que hacen a un inmueble enfermo o, más propiamente, enfermante para sus habitantes.

Síndrome neurasténico: Conjunto de síntomas que se da en los edificios enfermos.

Telúrico: Geológico o terrestre. Del latín *tellus:* tierra.

Teratógeno: Agente causal de anomalías congénitas y monstruosidades en el feto. De *teratos:* en griego monstruo.

Tuareg: Pueblo nómada del Sáhara de raza bereber, famosos por su capacidad telepática, expertos navegantes de las arenas.

Ultrasonidos: Sonidos de alta frecuencia, más allá del nivel audible.

Yatrogénico: Efecto nocivo debido a actuaciones médicas.

■ Apéndice

Unidades de medida

A:	Amperio (Ampere).	Intensidad de corriente eléctrica. SI[1].
C:	Culombio (Coulomb).	Cantidad de electricidad. Carga eléctrica. SI.
A/h:	Amperio/hora.	Cantidad de electricidad.
V:	Voltio (Volt).	Diferencia de potencial. Tensión eléctrica. SI.
W:	Watio (Watt).	Potencia eléctrica. Flujo energético. SI.
Ω:	Ohmio (Ohm).	Resistencia eléctrica. SI.
V/m:	Voltio/metro.	Intensidad de campo eléctrico. SI.
A/m:	Amperio/metro.	Intensidad de campo magnético. SI.
G:	Gauss.	Inducción magnética. Sistema Cegesimal.
T:	Tesla.	Inducción magnética. SI.
Wb:	Weber.	Flujo de inducción magnética. SI.
Hz:	Herzio (Hertz).	Frecuencia de onda. SI.
J:	Julio (Joule).	Energía. Trabajo. Cantidad de calor. SI.
Wh:	Watio-hora.	Energía. Trabajo. Cantidad de calor.
eV:	Electrón-voltio.	Energía.
W/cm²:	Watio/centímetro cuadrado.	Intensidad de radiación.
Sv:	Sievert.	Equivalente de dosis radiactiva. SI.
Rem:	Rem.	Equivalente de dosis radiactiva.

Equivalencias usuales

1 Amperio/hora	= 3.600 Culombios.
1 Amperio/m	= 1.257 nanoTeslas.
1 Tesla	= 1 Wb/m².
1 Tesla	= 10^4 Gauss.
1 miliGauss	= 100 nanoTeslas.
1 Wh	= 3.600 Julios.
1 eV	= 1,60219 x10^{-19} Julios.
1 Rem	= 0,01 Sievert.

(1) Sistema Internacional.

Múltiplos y submúltiplos decimales

Deca da: $1 \times 10^1 = 1 \times 10$
Hecto h: $1 \times 10^2 = 1 \times 100$
Kilo   K: $1 \times 10^3 = 1 \times 1.000$
Mega M: $1 \times 10^6 = 1 \times 1.000.000$
Giga G: $1 \times 10^9 = 1 \times 1.000.000.000$
Tera T: $1 \times 10^{12} = 1 \times 1.000.000.000.000$
Peta P: $1 \times 10^{15} = 1 \times 1.000.000.000.000.000$
Exa   E: $1 \times 10^{18} = 1 \times 1.000.000.000.000.000.000$

deci   d: $1 \times 10^{-1} = 1/10$
centi c: $1 \times 10^{-2} = 1/100$
mili   m: $1 \times 10^{-3} = 1/1.000$
micro µ: $1 \times 10^{-6} = 1/1.000.000$
nano   n: $1 \times 10^{-9} = 1/1.000.000.000$
pico   p: $1 \times 10^{-12} = 1/1.000.000.000.000$
femto f: $1 \times 10^{-15} = 1/1.000.000.000.000.000$
ato   a: $1 \times 10^{-18} = 1/1.000.000.000.000.000.000$

Submúltiplos frecuentes

mG: mili Gauss   = 1/1.000 G.
mT: miliTesla   = 1/1.000 T.
µT: microTesla   = 1/1.000.000 T.
nT: nanoTesla   = 1/1.000.000.000 T.
mRem: miliRem   = 1/1.000 Rem.

■ Bibliografía

Bibliografía recomendada

••• *Contaminación Electromagnética.*
Las radiaciones y sus efectos sobre la salud.
Raúl de la Rosa.
Ed. Terapión. 1995.
••• *Electromagnetismo.*
Silencioso, ubicuo e inquietante.
Pedro Costa Morata.
Colegio Ingenieros Telecomunicaciones. Troya Ed. 1996.
•• *El gran libro de la casa sana.*
Salud del hábitat, geobiología y bioconstrucción.
Mariano Bueno.
Ed. Martínez Roca. 1991.

Obras consultadas

- *El síndrome del edificio enfermo.*
M. J. Berenguer. INSHT. 1964.
- *El efecto de los iones.*
Fred Soyka y Alan Edmonds. Edaf. 1982
- *La biosfera.*
Scientific American. Alianza Ed. 1977.
- *Elementos de ergonomía y diseño ambiental.*
J. L. Mercado Segoviano. EADM. 1988.
- *Ergonomía.*
Ernest J. McCormick. Gustavo Gili. 1980.
- *Casas que curan.*
Carol Venolia. Martínez Roca. 1988.
- *Campos electromagnéticos y medio ambiente.*
REE. Red Eléctrica de España. S.A. 1997.